DES PHÉNOMÈNES PRÉMONITOIRES

DE LA

COLIQUE HÉPATIQUE

QUELQUES-UNES DES MANIFESTATIONS CLINIQUES

DE LA LITHIASE BILIAIRE

SYMPTOMATOLOGIE. DIAGNOSTIC. TRAITEMENT

PAR

André ARANGO Y LAMAR,

Docteur en médecine de la Faculté de Paris.

PARIS

Vve FRÉDERIC HENRY

LIBRAIRIE DES SCIENCES MÉDICALES

13, RUE DE L'ECOLE DE-MÉDECINE, 13

1880

DES PHÉNOMÈNES PRÉMONITOIRES

DE LA

COLIQUE HÉPATIQUE

QUELQUES-UNES DES MANIFESTATIONS CLINIQUES

DE LA LITHIASE BILIAIRE

SYMPTOMATOLOGIE. DIAGNOSTIC. TRAITEMENT

PAR

André ARANGO Y LAMAR,

Docteur en médecine de la Faculté de Paris.

PARIS

Vᵛᵉ FRÉDERIC HENRY

LIBRAIRIE DES SCIENCES MÉDICALES

13, RUE DE L'ECOLE-DE-MÉDECINE, 13

1880

DE LA COLIQUE HÉPATIQUE

DE QUELQUES-UNES DES MANIFESTATIONS CLINIQUES
DE LA LITHIASE BILIAIRE

SYMPTOMATOLOGIE. DIAGNOSTIC. TRAITEMENT

INTRODUCTION.

Notre première idée était d'étudier les troubles gas-tro-intestinaux prémonitoires et concomitants de la colique hépatique, mais les recherches auxquelles nous nous sommes livré nous ont appris bien des faits d'une grande importance clinique qui, croyons-nous, ne sont pas encore bien connus. En les consignant dans notre thèse, nous croyons faire un travail de quelque utilité. Nous divisons notre étude de la manière suivante : Considérations pathogéniques de la lithiase biliaires et *plus particulièrement de l'importance des troubles gas-*

tro-intestinaux comme favorable au développement des concrétions biliaires : Constance presque absolue de ces troubles gastro-intestinaux et d'autres signes divers comme prodromiques de la colique hépatique : Troubles pulmonaires dans la lithiase biliaire, les cardiaques d'égale provenance : Fièvre intermittente hépatique due à la présence des calculs dans les conduits biliaires : Diagnostic des troubles gastriques d'origine hépatique. Les observations que nous avons choisies sont à l'appui des faits consignés dans notre thèse; toutes sont intéressantes à plus d'un titre.

Nous terminons notre travail par un rapide exposé du traitement mis en usage par les praticiens les plus éminents. Nous tenons à le dire dès le commencement, nous signalons des faits et tâchons de donner une explication théorique bonne ou mauvaise, les faits cliniques ne perdant rien de leur valeur, quelle que soit l'interprétation qu'on en donne. Nous reproduisons tout entière une leçon clinique de M. le professeur Potain : Des synergies morbides. Elle est si savante, si pleine d'aperçus généraux et nous est si utile à l'appui de notre thèse, que nous n'avons pas voulu en retrancher un seul mot.

Les savantes leçons faites à l'École de médecine par M. le professeur Peter sur les maladies de Foie, nous ont été d'une très grande utilité, et nous regrettons infiniment ne pas pouvoir attendre ses leçons sur les matières que nous traitons.

La bibliographie que je mets à la fin n'est pas complète. Je n'aurais pas pu consulter tout ce qu'on a écrit sur la lithiase biliaire; nous y mettons seulement les ouvrages qui nous ont servi de guide et dont notre thèse n'est qu'un bref exposé. Nous n'avons pas voulu traiter des accidents de la lithiase biliaire. Notre thèse aurait eu des développements considérables.

Qu'il me soit permis avant de finir de remercier ici M. le professeur Peter, pour l'amabilité avec laquelle il m'a fait l'honneur d'accepter la présidence de ma thèse.

Je désire aussi remercier M. Grancher, agrégé à notre Faculté, pour les bons conseils qu'il m'a toujours donnés et les excellents services qu'il m'a toujours rendus.

Je prie M. le Dr Letulle, d'agréer mes sincères remerciements pour la bienveillance qu'il m'a toujours montrée dans le cours de mes études dans les hôpitaux.

Avant que d'aborder le cœur de notre sujet, nous reproduirons une récente leçon de M. le professeur Potain.

DES SYNERGIES MORBIDES (1).

Messieurs,

Dans les considérations générales par lesquelles il m'a semblé utile d'ouvrir nos conférences cliniques, j'ai précédemment essayé de vous montrer sur quelles bases et suivant quelle méthode il convient d'établir au lit du patient le diagnostic et le pronostic des maladies. « Il nous faudrait arriver maintenant à ce qui constitue véritablement le but essentiel, la fin de la médecine, c'est-à-dire au traitement et aux sources de ses indications. Mais vous y seriez encore mal préparés si nous ne nous arrêtions un instant sur un « point de la pathogénie, habituellement un peu négligé, et tellement important néanmoins, que, le plus souvent, son étude pourra seule vous apprendre où doit porter l'effort principal de votre thérépautique : je veux parler des rapports par lesquels se

(1) Leçon de M. Potain. Gaz. médicale de Paris, février, 1879

trouvent unis les divers éléments morbides que les moyens de diagnostic vous permettent de reconnaître, des liens qui relient entre elles les lésions qu'ils vous révèlent dans les différents organes. Ce n'est point au hasard que ces éléments et ces lésions sont habituellement groupés. Tantôt, dérivant d'une source unique ils se trouvent associés en raison même de leur commune origine ; tantôt ils s'engendrent les uns les autres et s'influencent ensuite réciproquement, suivant des règles dont l'étude appartient à la physiologie pathologique, règles nécessairement compliquées, comme les rapports multiples auxquels elles s'adaptent, et qu'on pourrait appeler *lois des synergies morbides.* C'est à un exposé sommaire de ces synergies et de leurs modalités diverses que nous consacrerons la leçon d'aujourd'hui, afin de vous faire entrevoir la place importante qu'elles doivent prendre parmi les considérations d'où résulte une bonne thérapeutique.

Certes, la notion d'une solidarite étroite établie entre les différentes parties de l'organisme, durant le cours de toute évolution morbide, n'est pas chose qui soit nouvelle. Il s'en faut bien qu'elle ait échappé à nos devanciers. Elle est affirmée dans une des phrases hippocratiques restées les plus célèbres: ξυρροια μια, ξυμπνοια μια ξμυπαθια παντα, phrase qui se trouve dans le *Traité de l'aliment*, et que notre Littré traduit ainsi : confluence unique, conspiration unique, tout en sympathie. Cette notion inspire d'ailleurs, vous le savez, toute l'œuvre d'Hippocrate, et elle est passée tout entière dans les doctrines vitalistes, dont on la peut tenir pour le plus ferme appui. Mais, tandis que la pensée hippocratique s'absorbe dans l'idée du but à atteindre, de la lutte engagée par l'organisme contre les influences morbides, de la victoire qu'il lui faut ménager et rendre plus facile, le vitalisme perd la notion simple sur laquelle je voudrais fixer vos esprits, en la confondant avec la conception trop haute d'une force première appelée à réagir tous les actes de la maladie, comme elle règle tous ceux de la santé. Et le résultat, sous ce rapport, est le même, que cette force s'appelle *archée* avec Van Helmont, *âme* avec Stahl, *nature* avec Sydenham, ou *principe vital* avec Barthez. D'autre part, il faut bien reconnaître que les écoles organiciennes, tout appliquées à l'étude analytique des lésions multiples que l'anatomie pathologique leur présentait, ont renoncé trop aisément à chercher le lien qui relie ces lésions entre elles, ne voyant, la plupart du temps, dans l'ensemble pathologique soumis à leur examen, qu'une série de complications accidentellement surajoutées à la lésion principale.

Si vous aviez à étudier quelque machine motrice complexe et à vous mettre en état de réparer les avaries dont elle peut être atteinte, je ne nie pas qu'il vous fût utile de savoir dans quel but cette machine fonctionne, nécessaire de ne point ignorer quelle force la met en mouvement, et bon de vous tenir en relation gracieuse avec le mécanicien qui la dirige. Mais, dans aucun cas, tout cela ne vous saurait dispenser, non seulement de connaître exactement les organes dont cette machine se compose, mais encore la façon dont ces organes agissent les uns sur les autres, et les troubles que peuvent apporter à la marche de l'ensemble et de chacune des parties, les dérangements survenus à l'une quelconque d'entre elles.

Combien ne sommes-nous pas tenus plus encore à une étude de ce genre, quand il s'agit de la machine humaine, si compliquée dans son organisation, si délicate dans sa texture, où toutes les parties ont entre elles des rapports réciproques multiples et s'influencent mutuellement par des voies si diverses ! Sans doute, nous serons, dans cette étude, arrêtés chaque instant par les ignorances sans nombre de la physiologie et de la pathologie, mais à quoi servirait de nous les dissimuler ? Ne vaut-il pas mieux les mettre au grand jour pour qu'elles fassent appel au zèle des investigateurs? Elles n'empêcheront toujours pas qu'une foule d'exemples nous montrent avec précision par quelles voies et de quelles façons s'établissent les synergies dont je veux vous parler.

Voyons d'abord quelles voies sont habituellement ouvertes à la transmission des états pathologiques d'une partie de l'organisme à l'autre; nous chercherons ensuite à établir dans quel sens chacun des organes étend le plus souvent son action pathogénique.

1. MODES GÉNÉRAUX D'INFLUENCE RÉCIPROQUE DES ORGANES MALADES. — Tout organe malade peut porter au dehors de lui l'influence de son état morbide, selon trois modes principaux, qui sont :

1° La propagation ;

2° La transmission des produits pathologiques ;

3° La participation intermédiaire du système nerveux. »

1° Du transport de la maladie par *propagation*, les exemples sont communs. Il s'opère de deux façons : a) suivant la *continuité* des organes, ou b) en raison de leur *contiguïté*.

C'est par *continuité* que la trachéo-bronchite succède au coryza, que l'ictère catarrhal survient dans le cours de certaines gastro-entérites ; par continuité que la cystite fait parfois suite aux inflammations de l'urèthre et que la néphrite en peut être la conséquence dernière; par continuité, encore, que le péritoine propage les états phlegmasiques d'une extrémité à l'autre de la cavité abdominale, et fait apparaître une inflammation sous-diaphragmatique, consécutivement à une affection utérine puerpérale, ainsi que vous l'avez récemment vu chez une de nos malades, ou localise dans la fosse iliaque droite une phlegmasie née autour de la vésicule biliaire, comme nos salles vous en présentaient aussi dernièrement un exemple.

C'est par *contiguïté*, au contraire, que les états phlegmasiques passent du feuillet viscéral au feuillet pariétal des séreuses; que les séreuses voisines se transmettent si souvent leurs inflammations; qu'une pleurésie se complique de péricardite ou une péritonite de pleurésie; que s'établit entre organes voisins la communauté des altérations organiques; que des perforations traversent leurs parois en contact et mettent en communication leurs cavités. C'est en raison de la contiguïté que tout organe induré, hypertrophié ou dilaté exerce sur ceux qui l'avoisinent une compression plus ou moins incommode et en trouble le fonctionnement ; que l'abdomen tympanisé refoule le diaphragme, gêne la respiration et prépare l'asphyxie ; que l'aorte dilatée comprime la racine des bronches, fait naître un cornage bruyant, supprime la respiration dans toute une moitié de la poitrine; qu'en effaçant le calibre de la veine sous-clavière, elle produit un œdème du membre supérieur, ou amène l'aphonie en écrasant le récurrent. C'est ainsi encore qu'un ganglion bronchique tuberculeux, comprimant et irritant le pneumogastrique, détermine chez certains phthisiques des vomissements incessants.

2° La transmission des produits pathologiques rend bien

souvent solidaires dans leurs affections non seulement les organes voisins, mais encore les plus éloignés. Ainsi, l'indigestion gastrique jetant dans l'intestin une quantité de matières non ou mal digérées, produit certaines formes de l'entérite. Ainsi, l'extrémité inférieure du tube digestif s'irrite au contact des liquides diarrhéiques qui le traversent, et une affection purement catarrhale au début devient à la fin dysentériforme. Ainsi encore, le passage incessant à travers le larynx des produits de la destruction tuberculeuse du poumon finit par entraîner celui-là dans le processus morbide, auquel il avait primitivement échappé.

Mais c'est dans le système circulatoire que se trouve la voie de transmission la plus communément ouverte aux produits pathologiques. Combien de phénomènes morbides jusqu'alors inexplicables sont devenus tout à coup compréhensibles, rationnels, grâce à la doctrine féconde de l'*embolie !* Tantôt c'est un caillot sanguin, ce sont des fragments valvulaires, des débris de végétations endocardiques ou des parcelles d'athérome artériel qui, détachés et entraînés par le sang, vont se fixer dans les parenchymes ou s'arrêter dans le système vasculaire de la périphérie; tantôt par un processus inverse, l'embolie arrachée à quelque partie du système veineux excentrique revient vers le cœur droit pour s'y arrêter ou pénétrer jusqu'au poumon. Or, l'embolie n'est pas seulement un mode d'oblitération des canaux sanguins et d'interruption de la circulation locale ; elle est parfois un agent de transmission de la maladie elle-même : témoin la gangrène qui n'envahit le cerveau qu'autant qu'elle a frappé le poumon d'abord; témoin la septicité de certains foyers pulmonaires consécutifs.

Mais si importante que soit la forme embolique du transport des produits morbides à travers le système vasculaire, si bien faite qu'elle puisse être pour frapper les esprits, quelque place qu'elle ait acquise dans la nosologie moderne, elle n'est, après tout, qu'un cas particulier au milieu des innombrables circonstances où le système circulatoire sert de grand chemin à la transmission des états pathologiques d'un bout de l'organisme à l'autre. Car c'est par lui, en résumé, que toutes les infections s'opèrent. C'est par lui que les gaz délétères aspirés dans les poumons sont conduits ensuite au système nerveux qu'ils impressionnent, ou répandus dans l'économie qu'ils infectent; par lui que les éléments de la bile résorbés, ou la glycose non détruite imprégnent l'organisme entier, et que les matériaux de désassimilation, quand l'élimination en est imparfaite, vont, sous des formes diverses d'urée, d'acide urique, de carbonate d'ammoniaque, affecter aussi bien les organes qui ne les ont point produits que ceux d'où ils émanent ; par lui, enfin, que les globules blancs, d'où qu'ils viennent, sont, dans la leucocythémie, charriés à travers tout l'organisme, qu'ils menacent incessamment de quelque obstruction capillaire.

Au demeurant, ces transmissions de produits morbides ne sont pas le seul mode suivant lequel le système sanguin peut intervenir pour porter au loin l'influence des états pathologiques locaux. Les troubles circulatoires primitivement limités à une région circonscrite retentissent aussi sur l'ensemble de la circulation, soit en élevant, soit en faisant baisser la tension artérielle. Et, les conséquences de cette exagération ou de cet abaissement se manifestant parfois avec une extrême prédominance dans tel ou tel point de l'économie plus particulièrement prédisposé, il en peut résulter, à grande distance du point de départ, des modifications circonscrites de la circulation souvent mises à profit par les méthodes thérapeutiques auxquelles on a donné les noms de dérivation et de révulsion.

Quand aux lymphatiques, sorte d'annexe du système circulatoire sanguin, ils semblent plutôt destinés à limiter, par l'espèce de filtre que leurs ganglions représentent, les chances de transport lointain et d'infection générale, et n'établissent guère de solidarité pathologique constante qu'entre les différentes parties d'une même région. Toutefois, la barrière que ces ganglions opposent aux agents d'infection n'est pas toujours infranchissable, tellement qu'en maintes circonstances le système lymphatique paraît être la voie principale par où se propagent et se généralisent les néoplasmes cancéreux. D'autre part, les communications entre les réseaux voisins semblent se prêter tout spécialement à un envahissement rapide des régions environnantes dans certains cas d'inflammation purulente ou d'altération spécifique ; et plus d'une fois on les a pris sur le fait dans les épanchements pleuraux consécutifs aux inflammations péritonéales.

3° La transmission des influences morbides par l'intermédiaire du système nerveux est ce qu'on désignait autrefois sous le nom de sympathies, ce qu'on dénomme aujourd'hui plus volontiers actes réflexes en raison des notions plus exactes qu'on possède sur les voies et le mécanisme de cette transmission. Nous sommes loin de l'époque où Tissot s'évertuait à trouver la raison des sympathies dans les anastomoses qui unissent les troncs des nerfs entre eux, anastomoses qu'il s'était donné tant de peine à rechercher et qu'il avait si soigneusement cataloguées. A l'heure actuelle, on sait que c'est par les centres que des rapports nerveux s'établissent entre les parties éloignées ; on sait que ces rapports peuvent avoir pour conséquences des manifestations diverses non seulement dans le domaine de la sensibilité et du mouvement, mais aussi dans ceux de la circulation, de la nutrition et des sécrétions. On sait, de plus, que ces sympathies, ces actes réflexes ne s'exercent point capricieusement et comme au hasard, mais suivant des lois constantes que règle la constitution du système nerveux. Toutefois, on serait étrangement déçu si l'on s'attendait à voir les réactions sympathiques qui s'accomplissent par l'intermédiaire de l'action nerveuse, toujours proportionnées à l'intensité de la cause ou de la lésion qui le fait naître. Peut-être même est-ce le rapport inverse qu'il faudrait considérer comme la règle habituelle ; et il semblerait assez juste de dire que : plus une lésion est superficielle, moins elle altère la constitution et la structure de l'organe qu'elle affecte, plus elle a de chances de produire des manifestations réflexes intenses et caractéristiques. N'est-il point vrai qu'un tænia qui se fixe à la muqueuse intestinale sans y produire de lésion appréciable, sans même, s'il s'agit des espèces inermes, y enfoncer, comme le solium, des crochets microscopiques, peut déterminer cependant de violentes convulsions, toutes semblables à celles de l'épilepsie, tandis que les lésions inflammatoires les plus aiguës de l'intestin et les plus graves affections organiques qui l'atteignent ne produisent presque jamais rien de semblable ? Ne voit-on pas un état gastrique léger provoquer de pénibles vertiges dont les maladies graves de l'estomac ne s'accompagnent guère ? Et la patience relative avec laquelle le larynx tolère parfois des désorganisations profondes laisserait-elle prévoir les formidables spasmes qu'une goutte d'eau peut éveiller quand elle y pénètre dans l'état normal ?

Nous connaissons désormais les voies par lesquelles se propagent les synergies morbides. Voyons maintenant comment et dans quel sens chaque organe en particulier les provoque ou les subit le plus habituellement.

II. DES SYNERGIES MISES EN JEU PAR LES MALADIES DE CHAQUE ORGANE EN PARTICULIER.

1° Le *cœur* est un des organes dont les maladies retentissent le plus profondément sur tout le reste de l'économie. C'est, bien entendu, surtout en raison des désordres que l'irrégularité de son fonctionnement produit dans le mécanisme circulatoire. Parfois surexcité, il imprime à la circulation entière une activité exagérée qui porte partout le malaise et le trouble. Il se peut même que ce travail excessif surélève la pression artérielle à un degré où elle devient dangereuse pour la paroi des vaisseaux et l'intégrité des organes. Mais c'est là le fait de beaucoup le plus rare. Dans l'immense majorité des cas, sa suractivité fonctionnelle apparente n'est qu'une fausse énergie qui cache un affaiblissement réel. Au milieu du tumulte dont il est le siège, on voit la tension artérielle faiblir, la circulation capillaire peu à peu s'alanguir, le système veineux se distendre et les stases sanguines s'accentuer de plus en plus. Dans les formes chroniques des maladies du cœur, tout cela se fait graduellemeut, et les divers organes en ressentent, les uns après les autres, l'action perturbatrice. Aussi a-t-on essayé de déterminer et de représenter, sous une forme cyclique, l'ordre dans lequel toutes ces perturbations surviennent. Mais on n'y saurait réellement trouver de succession constante et régulière. Et si le mécanisme circulatoire semble assigner à ces manifestations morbides un ordre presque nécessaire que la nature suit, en effet, quelquefois, l'expérience clinique, d'autre part, nous avertit qu'en maintes circonstances, les lois de l'hydraulique cèdent devant une influence plus haute et plus puissante ; je veux parler de la résistance inégale et variable que chaque organe en particulier peut opposer aux causes qui tendent à porter la perturbation dans la circulation propre. De cette résistance inégale, on trouverait, sans doute, les raisons dans des prédispositions spéciales, soit héréditaires, soit acquises, qu'il n'est pas temps de rechercher ni d'étudier. Toujours est-il que chacun de nous, avec un *locus minoris resistentiæ* plus ou moins accentué, présente, en outre, une gradation particulière d'énergies viscérales. D'où résulte qu'une même cause organique, agissant chez des sujets différents, fait naître des séries morbides non point accidentelles et de hasard, mais individuelles et infiniment variées.

Gonflé par la dilatation ou l'hypertrophie, appesanti par les épanchements intrapéricardiques, le cœur peut aussi, par son poids même et son volume, incommoder les organes immédiatement voisins. Refoulant les poumons, déprimant le diaphragme, il produit une dyspnée toute mécanique qui rend le décubitus horizontal singulièrement pénible et oblige les malades à se tenir presque constamment assis, le tronc incliné en avant.

Quant aux perturbations de nature réflexe qu'éveille ce viscère en état de maladie, elles sont relativement bien peu importantes. On pourrait dire que le cœur est un organe patient, qui fait peu de bruit de ses propres souffrances et n'en trouble guère le voisinage. A part les crises douloureuses de l'angine de poitrine, les accès gastralgiques qui accompagnent certaines insuffisances aortiques et les douleurs de la péricardite, qui, déjà, ne lui sont guère imputables, il subit presque toujours silencieusement les atteintes les plus aiguës. Si ses efforts ne parviennent pas toujours à préserver l'économie des conséquences désastreuses dont le menacent les obstacles avec lesquels il entre en lutte, presque jamais il ne la trouble pour son compte, en ébranlant tumultueusement le système nerveux. De là la forme si habituellement latente de ses phlegmasies aiguës

2° Outre l'atteinte que les maladies des *poumons* portent à l'économie toute entière chaque fois qu'elles viennent à diminuer l'hématose, elles ont encore des façons diverses de réagir sur la plupart des organes dont on pourrait citer maint exemple. Ainsi font-elles : *a*) sur le cerveau, quand la phthisie ou la pneumonie du sommet provoque le délire ; *b*) sur le cœur, quand la sclérose pulmonaire ou l'emphysème excessif, entravant d'une façon permanente la petite circulation, établissant par cette sorte de barrage un obstacle qni maintient dans l'artère pulmonaire une tension constamment élevée, détermine la dilatation des cavités droites, l'hypertrophie de la paroi ventriculaire, et finalement l'asystolie ;

c) sur le foie qui, dans le cours de la tuberculisation pulmonaire, subit, comme conséquence d'une hématose incomplète, une accumulation excessive de graisse dans la cavité de ses cellules; *d*) sur l'estomac, dont la révolte, sous forme de vomissement, est souvent un des premiers symptômes de la pneumonie ; dont l'état dyspeptique persistant peut constituer pendant de longs mois la seule manifestation apparente d'une désorganisation tuberculeuse envahissant sourdement l'organe respiratoire, et qui subit encore d'une façon bien différente l'influence fâcheuse des maladies pulmonaires, lorsque la déglutition porte dans sa cavité les produits de la fonte tuberculeuse ou les sécrétions du catarrhe bronchique,

N'aviez-vous pas récemment, sous les yeux, l'exemple étrange d'un ouvrier chez lequel une bronchite aiguë devint, par un mécanisme curieux, la cause déterminante d'une intoxication saturnine hâtive ? Cet homme était occupé, depuis cinq jours à peine, dans une fabrique de céruse, lorsqu'il ressentit les premières douleurs de la colique de plomb ; et vous savez que les ouvriers employés à ces sortes de travaux peuvent, habituellement, les continuer pendant quinze à vingt jours, tout au moins, avant d'éprouver les atteintes du mal. Pourtant ce malade était sobre; il n'avait commis ni excès, ni imprudence qui pût expliquer une invasion si prompte. Mais, dès les premiers jours de son arrivée à la fabrique, il avait contracté, avec un rhume assez intense, une toux fréquente qui, à tout instant, l'obligeait d'inspirer profondément, la bouche largement ouverte. Or, chacune de ses inspirations répétées déposait dans la cavité buccale la poussière plombique tenue en suspension dans l'air, et la déglutition la faisait passer ensuite dans l'estomac, où elle trouvait les conditions favorables à son absorption. De façon que la bronchite est ainsi devenue, comme vous voyez, la cause de l'intoxication saturnine. Exemple remarquable, assurément des modes multiples et variés suivant lesquels les diverses fonctious peuvent s'influencer l'une l'autre.

3o Placé sur le trajet de la circulation veineuse abdominale, le *foie* domine cette circulation de telle sorte que la plupart de ses maladies retentissent plus ou moins sur elle. Celles-là surtout qui dès l'abord, comme la cirrhose, entravent le passage du sang, à travers les capillaires hépatiques. De là des troubles de sécrétion, étendus à tout l'intestin, de là des hémorrhagies, de là aussi des épanchements ascitiques.

D'un autre côté, la sécrétion si considérable et si importante que l'organe lui-même verse dans la cavité intestinale ne peut s'exagérer ou se suspendre, sans que la digestion se trouble, sans que l'économie tout entière en souffre, sans que les organes les plus éloignés en ressentent de diverses façons le contre-coup. La peau, par exemple, le manifeste dans l'ictère sous la forme du prurit ; le rein, par les troubles de sa sécrétion et les altérations graves qu'amène à la longue, dans sa texture, le passage incessant des matériaux de la bile qui vont s'y éliminer. En outre, la participation considérable du foie à la fonction de l'hématopoïèse implique, quand elle vient à recevoir quelque atteinte, des perturbations nécessairement très générales et sur lesquelles je ne saurais insister.

Mais ses maladies, celles surtout de ses voies excrétoires ont de plus le don, parfois bien fâcheux, d'éveiller les actions réflexes ou sympathiques avec une intensité toute particulière qu'il importe de remarquer. Agissant sur le cerveau, elles produisent cet état d'abattement moral, d'hypochondrie, dès longtemps signalé comme un des apanages des affections où le foie est en cause. A la périphérie nerveuse, elles provoquent des retentissements tels que dans la colique hépatique, par exemple, ils prennent quelquefois une place tout à fait prédominante parmi les symptômes ; et que, chez certains malades, le passage d'un gravier à travers le canal cholédoque peut se déceler exclusivement par un accès de migraine ou une névralgie sus-orbitaire. Dans l'appareil respiratoire, elles suscitent certaines crises de dyspnée ou de suffocation que vous noterez assez souvent au début de l'ictère, si vous êtes attentifs à ce symptôme peu remarqué jusqu'ici. Au cœur enfin, elles font apparaître des manifestations secondaires parmi lesquelles on a, chez les ictériques, signalé dès longtemps le ralentissement du pouls et plus récemment certains souffles transitoires attribués à une insuffisance mitrale. Mais, chose plus remarquable, elles provoquent aussi dans la circulation du cœur droit certaines modifications que j'ai eu occasion de vous montrer ici ; tantôt passagères, comme l'affection hépathique qui les fait naître, tantôt persistant avec celle-ci et susceptibles

<table>
<tr><td>Arango y Lamar.</td><td>2</td></tr>
</table>

d'acquérir les proportions d'une maladie cardiaque des plus graves.

4° De l'*estomac*, on pourrait répéter à peu près ce que je viens de dire, au sujet du foie, sauf, en ce qui concerne, bien entendu, les sécrétions et l'hématopoièse. Et encore combien la sécrétion normale des glandes gastriques n'importe-t-elle pas à toutes les autres fonctions ? Non seulement elle est nécessaire à l'activité régulière des divers organes, en ce sens qu'elle prépare pour eux les éléments d'une bonne nutrition ; mais l'accomplissement de la digestion gastrique, qui en dépend en grande partie, exerce de son côté un si grand empire sur les fonctions éloignées que la tentation a été grande pour plus d'un médecin de placer dans l'estomac l'origine de la plupart des maladies et le pivot de la pathologie interne. Ainsi avaient fait autrefois Broussais, puis Beau plus récemment, s'accordant l'un et l'autre, en cela, avec Paracelse et Van Helmont, qui plaçaient là le trône de leur archée.

Nous allons retrouver, d'ailleurs, les mêmes retentissements éloignés des souffrances de l'organe primitivement malade. Parmi ceux qui appartiennent aux maladies du foie, nous en avons vu qui portent sur la périphérie nerveuse, comme la douleur classique de l'épaule droite et la céphalalgie ; d'autres sur le système nerveux central, comme l'hypochondrie ; d'autres enfin sur les appareils de la circulation ou de la respiration. Les maladies de l'estomac provoquent aussi des douleurs éloignées, telles que le point spinal de l'ulcère simple et la scapulalgie des dyspeptiques flatulents ; elles font naître des troubles du système nerveux central, tels que la migraine de certains dyspeptiques et les vertiges *à stomaco læso*, ou les états hypochondriaques dont les affections gastriques ne s'accompagnent guère moins que celles du foie luimême ; enfin elles donnent lieu à des troubles circulatoires et respiratoires. Mais, parmi ces derniers, les uns sont des résultats de de la contiguïté et d'ordre purement mécanique ; d'autres sont véritablement sympatiques ou réflexes et exclusivement fonctionnels ; d'autres enfin, tout réflexes qu'ils soient en réalité, c'est-à-dire produits par l'intermédiaire du système nerveux, n'en deviennent pas moins l'origine d'altérations graves du poumon ou du cœur.

Il est incontestable que la distension exagérée de l'estomac, qui suit les repas trop copieux, refoule le diaphragme, et contribue ainsi à la sensation d'oppression et de dyspnée qui survient d'ordinaire en pareil cas. Il est vrai encore que les gaz développés dans l'estomac chez les dyspeptiques flatulents et ceux que des déglutitions maladroites y amènent en abondance chez quelques hystériques, prennent une grande part à la suffocation dont ces malades se plaignent souvent. Mais beaucoup de dyspeptiques qui n'ont aucune flatulence, aucune dilatation apparente de l'estomac, éprouvent, à la suite du repas, des accès de suffocation non moins pénibles, parfois même vraiment formidables. La distension gastrique contribue, en ce cas, si peu aux souffrances dont je parle, que des accidents tout aussi intenses peuvent faire suite à l'ingestion de parcelles d'aliments absolument insignifiantes quand ces aliments sont ceux que l'estomac réprouve. Vous assistez en ce moment à un fait de ce genre, chez la malade couchée au n⁰ 4 de la salle Sainte-Adélaïde. Vous avez vu que les accès de dyspnée, qui touchent à la suffocation imminente, sont fatalement amenés par l'ingestion de la moindre quantité d'aliments solides ou du bouillon, tandis que le lait, même en quantité plus grande, est le plus souvent toléré sans difficulté.

Chez certains malades, ce sont des palpitations ou des phénomènes d'arythmie cardiaque que les excitations gastriques déterminent ; phénomènes singulièrement intétessants et utiles à retenir, et dont le professeur Lasègue vous a donné jadis, dans les *Archives*, une description des plus attachantes.

Mais, dans d'autres circonstances, le résultat de l'action réflexe que l'estomac exerce sur le cœur ne se borne plus à ces troubles fonctionnels. On constate alors, pendant les accès de dyspnée (et vous l'avez pu faire dernièrement chez une autre malade de la salle Sainte-Adélaïde, couchée au n° 18), les signes habituels de la dilatation cardiaque. La matité augmente, la pointe se dévie en dehors, et on peut reconnaître que c'est sur le ventricule droit que porte la dilatation. De plus, le second bruit s'accentue nettement dans la région de l'artère pulmonaire ; preuve que l'attention s'élève dans ce vaisseau. Parfois ces accidents sont transitoires, et tout rentre dans l'ordre du côté du cœur quand les troubles gastriques ont cessé, comme pour montrer d'une façon plus incontestable que les désordres cardiaques sont absolument subordonnés à ceux de l'estomac. D'autres fois, au contraire, ces accidents, à force de se répéter, deviennent persistants, et l'on assiste aux phases diverses d'une dilatation progressive du cœur droit avec toutes ses conséquences. Or, si vous tenez compte de ceci : que l'accentuation du second bruit au niveau de l'artère pulmonaire indique un excès de pression dans ce vaisseau, que cette accentuation apparaît dès le début des accidents et dans le temps même où le ventricule se dilate; si vous voulez bien remarquer que la dilatation du ventricule exclut toute idée d'un excès de sa force contractile, vous verrez que l'augmentation de pression dans l'artère pulmonaire ne peut trouver sa raison d'être que dans une résistance exagérée du côté des capillaires du poumon, et vous serez conduits à admettre avec moi que l'influence gastrique que nous étudions en ce moment, agit tout d'abord et directement sur le poumon ; qu'elle y excite la contractilité des capillaires, et que e'est d'une façon secondaire seulement que le ventricule droit, ayant à lutter contre un obstacle inaccoutumé, se laisse distendre d'abord et s'hypertrophie ensuite, exactement comme il fait, d'ailleurs, dans certains cas d'affection pulmonaire et par le même mécanisme.

Vous voyez que les troubles gastriques peuvent retentir sur le cœur suivant deux modes différents : mécaniquement d'abord et par le fait de sa dilatation; en second lieu par action réflexe; que, de plus, l'action réflexe peut agir sur le cœur de deux façons : directement, du moins sans autre intervention que celle du système nerveux ; indirectement, et par l'intermédiaire des modifications de la circulation du poumon.

5° Nous ne connaissons guère de retentissements éloignés des souffrances de l'*intestin* que ceux qui atteignent le système nerveux lui-même. Vous savez quelle est l'infinie variété des accidents nerveux que la présence des helminthes, du tænia surtout peut faire naître : vertiges, bourdonnements, amaurose, surdité, attaques épileptiformes, hypochondrie, palpitations, etc., tous accidents qui peuvent disparaître par le fait seul de l'élimination des helminthes et les reconnaissent par conséquent pour cause première. Vous savez combien est grand et rapide le retentissement qu'une diarrhée, tout à coup survenue, peut avoir sur l'économie entière, voire sur l'état moral et intellectuel du sujet. Vous savez aussi combien est immédiate l'influence qu'exerce sur la circulation cérébrale l'état de la circulation rectale, ou seulement même l'excitation portée sur la muqueuse de cette partie de l'intestin par la présence du bol fécal retenu. Mais ce qu'il serait plus difficile de préciser, ce sont les conséquences multiples et variées que peuvent entraîner, pour le reste de l'économie et chacun des organes en particulier, les changements que la maladie apporte aux sécrétions et aux absorptions qui ont lieu à la surface de la muqueuse intestinale.

6° L'*utérus*, ses annexes et leurs analogues chez l'homme sont des organes de relation ayant pour but la création d'un être autre que celui qui les porte; ne participant point d'une façon spéciale aux actes de la vie organique, ils vivent d'une existence isolée et presque en parasites au milieu de l'organisme auquel ils appartiennent. Le trouble de leurs fonctions propres semblerait donc ne devoir porter aucune atteinte au bon fonctionnement de l'ensemble. Mais leur influence sympathique est si grande et si vive qu'il n'en est guère qui s'impose aussi puissamment à tout le reste de l'organisme. Ne voyez-vous pas le changement profond qui s'opère dans toute l'économie au moment où ils entrent en action, comme aussi quand leur activité s'épuise et cesse? Ne vous souvient-il pas des modifications étranges qui se produisent chez le sujet qu'on a prématurément privé des plus importants de ces organes? N'arrive-t-il pas bien souvent que l'habitus de la femme paraît tout changé au moment même où l'utérus devient gravide? Et si la part que ces organes prennent à l'étiologie de l'hystérie a été certainement exagérée à une certaine époque, il n'en reste pas moins que les impressions qui en partent sont plus que toutes autres capables d'ébranler un système nerveux excitable et d'y faire naître des perturbations subites et intenses. Ne voit-on pas, d'ailleurs, des migraines violentes et persistantes n'avoir d'autre cause qu'une affection ulcéreuse du col utérin, des vomissements incoèrcibles, liés à l'état de grossesse, des hypertrophies même du cœur ou du corps thyroïde qui n'ont point d'autre raison? Quant aux accidents inflammatoires, qui atteignent après l'accouchement l'utérus lui-même, ses veines et ses lymphatiques, vous savez comment ils menacent tout le reste de l'économie, d'accidents graves, de pyémie, d'infarctus, d'embolie pulmonaire et de ces morts subites qui en sont trop souvent la fin dramatique et terrible.

7° Tout à l'inverse des organes génitaux, les *reins* sont de ceux dont l'action régulière et constante importe le plus au bien de l'ensemble. Ces grands émonctoires de tous les déchets de la nutrition ne peuvent cesser un moment de fonctionner d'une façon suffisante, sans que tout se trouble aussitôt dans l'organisme ; sans qu'on voie survenir ces accidents variés désignés sous les noms d'urémie, d'uricémie, d'urinémie, etc., accidents qui, suivant leur mode d'évolution et des prédispositions sans doute toutes personnelles, atteignent de préférence ou les fonctions nerveuses cu celles du poumon, du cœur, des voies digestives.

Mais ce n'est pas seulement par cette dépuration imparfaite que le rein malade peut nuire au reste de l'organisme. Il le peut aussi par la propagation de ses maladies : en transmettant, par exemple, à la vessie un gravier destiné à devenir l'origine d'un énorme calcul ; en faisant naître autour de lui des abcès ; en devenant l'origine des pyémies des plus graves. Mais il le peut surtout par l'intensité des actes réflexes que lui et ses canaux excréteurs provoquent, par la gravité des phénomènes sympathiques qu'il met en jeu.

Vous savez avec quelle facilité les affections du rein ou des bassinets et des uretères provoquent le vomissement, des vertiges intenses et des accès fébriles d'apparence pernicieuse. Combien souvent ces accès ne sont-ils point le signe unique d'une affection rénale trop aisément méconnue ! Il me souvient d'avoir observé jadis, dans le service de mon maître, le professeur Bouillaud, un maçon chez lequel le diagnostic d'une affection de ce genre avait été porté sur le seul témoignage de vertiges et de vomissements autrement inexplicables. Or, le diagnostic se vérifia si bien qu'un abcès périnéphrétique s'étant ensuite formé et ayant été ouvert par Velpeau, le malade put sortir entièrement guéri, et reprendre sa profession que les vertiges l'avaient forcé d'abandonner.

Tout ceci est d'ordre évidemment et purement réflexe. Mais, de tous les retentissements éloignés des affections du rein, le plus intéressant, le plus fréquent et le plus grave est celui que le cœur subit constamment dans la néphrite interstitielle : c'est cette hypertrophie du ventricule gauche, conséquence nécessaire de la maladie rénale et dont les symptômes propres arrivent parfois à prédominer tellement que la maladie primitive passerait aisément inaperçue, si l'on n'était pénétré de leur association fréquente. Aussi, est-ce le plus souvent la constatation d'une hypertrophie simple du ventricule gauche qui conduit au diagnostic de la sclérose rénale. Or, remarquez, je vous prie, que le premier effet de l'espèce de néphrite dont il s'agit est une exagération de la tension artérielle ; que cette exagération de pression ne peut s'expliquer d'une façon suffisante que par un changement survenu dans la circulation capillaire périphérique, et que ce changement a son point de départ dans le rein malade. Vous trouverez alors une sorte de pendant à la série de faits que vous ont présentée les dilatations du cœur consécutives aux affections gastro-hépatiques. Tout à l'heure, le foie ou l'estomac, excités, retentissaient sur la circulation pulmonaire et la rendaient plus difficile par l'exagération de la tonicité des capillaires. Il en résultait une augmentation de la tension dans l'artère pulmonaire, un travail excessif pour le ventricule droit et comme conséquence une dilatation suivie d'hypertrophie. Maintenant, c'est le rein dont le trouble, retentissant sur la périphérie capillaire, semble entraver celle-ci, élève les tensions dans le système aortique et provoque l'hypertrophie du ventricule gauche.

Quant à l'autre forme de la néphrite, celle appelée parenchymateuse, sans doute que ; en dépouillant le sang d'une partie de son albumine, elle contribue à créer un état cachectique favorable à la production de l'anasarque qu'on voit habituellement apparaître à sa suite. Mais je crois vous avoir démontré que le rein, dans ce cas, n'intervient pas seulement en modifiant la composition du sang et qu'il exerce sur les échanges de liquides qui se font à la périphérie capillaire une influence plus directe par l'intermédiaire du système nerveux. Au moins il faut bien l'admettre dans les cas où une affection traumatique de l'un des reins amène après soi une anasarque limitée à l'un des côtés du corps, celui même du rein blessé.

Vous voyez, Messieurs, qu'à tenter seulement une énumération rapide des faits les plus saillants parmi ceux qui se rapportent aux synergies morbides, j'ai fatigué déjà votre attention. Vous pouvez

imaginer par là quel est le nombre de ceux où elles entrent effecti-
vement en jeu et la place importante, considérable, qu'elles
tiennent réellement dans la pathologie. En somme, elles y sont
toujours actives, n'étant, après tout, guère autre chose que l'expression pathologique d'une loi constante de l'état normal, à savoir :
« l'étroite union, la solidarité de toutes les parties de l'économie, »
union et solidarité qui trouvent leur raison d'être, non seulement
dans les « actions sympathiques procédant du système nerveux, »
mais encore dans les « relations établies par la circulation, la position réciproque et le fonctionnement des organes. »

Jusqu'ici je n'ai supposé que des cas relativement simples où
l'enchaînement des phénomènes est facile à suivre. Combien n'est-
il pas fréquent d'avoir affaire, en clinique, à des séries morbides
singulièrement plus complexes ! Car les affections secondaires deviennent à leur tour « sources pathogéniques secondes, » points de
départ de séries nouvelles, et l'on se trouve alors en face de phrases pathologiques absolument indéchiffrables pour qui ne s'y est
point préparé par une étude assidue et attentive, par l'analyse et
pour ainsi dire la dissection de chacun des faits apportés par la
clinique.

Or, vous verrez, Messieurs, lorsque nous viendrons à l'étude des
indications thérapeutiques, quelle place considérable y devront
tenir les considérations que je vous ai soumises aujourd'hui. Vous
verrez comment une maladie, dont on traite les manifestations
les plus apparentes, les éléments les plus saillants d'après les méthodes les plus rationnelles, la médication la plus éprouvée, résiste
aussi longtemps que l'analyse dont je vous parle n'a pas enseigné
exactement le point qu'il faut viser d'abord, celui dont il est essentiel de se rendre maître avant tout et sans lequel on ne
saurait emporter la place. Vous verrez qu'il importe beaucoup
moins d'avoir une thérapeutique riche en moyens variés, une
matière médicale luxuriante, que de savoir au juste ce qu'on peut
demander à chacun des moyens qu'on emploie et de « l'employer là
précisément où il convient, et dans le moment voulu. »

DES CONDITIONS PATHOGÉNIQUES DE LA LITHIASE BILIAIRE.

Nous ne ferons que signaler quelques-unes d'entre elles, nous réservant de traiter plus spécialement les phénomènes gastro-intestinaux qui nous paraissent remplir un rôle pathogénique important.

On comprend *a priori* que le foie qui entre en synergie fonctionnelle physiologique avec l'estomac doit entrer aussi en synergie fonctionnelle pathologique.

On sait aussi l'influence pathogénique qu'exercent dans les maladies les uns sur les autres les viscères en général, et, pour ne pas sortir de notre sujet, le foie sur l'estomac, par exemple, exerce un rôle pathogénique indiscutable. Pourquoi donc ne pas donner d'importance aux troubles gastro-intestinaux qui retentissent, selon des lois synergiques bien établies, sur le foie?

Nous tâcherons, d'après des notes que nous avons prises avec beaucoup de soin dans les ouvrages que nous avons consultés et qui sont consignés dans notre bibliographie, d'établir que les troubles gastro-intestinaux produisent des troubles hépatiques.

La fréquence de la lithiase biliaire, dans les cas où ces troubles se produisent, nous permet de voir dans ces faits plus que de simples coïncidences. D'un autre côté nous verrons signalés comme condition pathogénique de la lithiase biliaire les ralentissements du cours de la bile, l'inflammation catarrhale de la muqueuse qui tapisse les voies biliaires et plus particulièrement la vésicule biliaire.

Finissons ce bref exposé en reproduisant les lignes suivantes que nous copions dans le remarquable ouvrage de Monneret :

« La cholécystite se manifeste aussi consécutivement à la pyléphlébite, à des congestions sanguines répétées du foie, à la duodénite chronique, à l'entéro·colite, et il ajoute : il nous a paru dans quelques cas que le rhumatisme et la goutte étaient des causes. »

Presque tous les auteurs qui se sont occupés de la lithiase biliaire sont d'accord pour établir sa fréquence dans l'âge mûr. Cependant on peut la trouver dans tous les âges; mais rare dans l'enfance, on sait qu'elle est très fréquente chez les vieillards.

On est aussi d'accord pour reconnaître que les calculs biliaires sont plus fréquents chez les femmes sans qu'on ait donné jusqu'à présent une raison positive de cette fréquence, car si d'une part on a invoqué sa vie sédentaire, d'une autre part l'homme serait plus prédisposé par le genre d'alimentation.

Nous croyons pouvoir expliquer d'une façon rationnelle la cause de cette fréquence chez la femme par les considérations suivantes :

On sait combien sont communes chez les femmes les troubles gastro-intestinaux. Elles sont habituellement constipées; les troubles gastriques sout fréquents chez elles. L'utérus a une influence pathogénique manifeste sur l'estomac, il fait l'estomac paresseux, capricieux, impérieux, perverti, criard, grognon, révolté (Fabre).

La ménopause détermine une congestion hépatique. (Monneret, Aran, Bennett, Martineau.)

De plus, la diminution de l'activité corporelle est signalée par Villemin, ainsi que l'état de grossesse. Habituellement les femmes ont une vie bien moins active que celle de l'homme, et on a toujours signalé comme favorisant la formation des cholélites, le repos, la vie sédentaire, l'alimentation. Nous y reviendrons.

L'hérédité est encore signalée comme prédisposante (Sénac, Cornillon), ainsi que les couches, l'allaitement, les maladies qui exigent un repos prolongé, les causes morales, les maladies du foie.

Un fait curieux et inexplicable est la fréquence de cette affection chez les habitants de Vienne, en Dauphiné. M. Laugier, médecin de cette ville, interrogé par Villemin, lui répondit. Dans notre sol il n'est aucune condition géologique qui puisse être accusée, dans notre hygiène rien de particulier, rien d'appréciable.

Villemin cite la fréquence à Dijon où exerçait Durande.

Nous ne trouvons rien sur l'influence des climats.

L'alimentation est une cause très importante. Consacrons-lui quelques lignes. Fauconeau-Dufresne dit : « On a observé depuis longtemps qu'un régime trop animalisé produisait à la longue la formation de concrétions. Si les personnes qui usent de ce régime ne font pas d'exercice, leur sang comme leur tissu cellulaire se chargent de matériaux graisseux abondants en carbone ; leurs poumons ne fonctionnent plus avec activité, ne brûlent pas dans l'acte respiratoire le carbone qui se trouve en excès dans le sang, car le poumon et le foie ont sous ce rapport une action analogue, la bile se charge alors de ces matériaux et précipite la cholestérine. »

Les affections de l'estomac paraissent agir surtout sur le foie par les vasomoteurs, tandis que les affections du foie paraissent retentir sur les éléments nerveux de l'estomac, déterminant tantôt des douleurs, tantôt des vomissements, des dyspepsies (Monneret et Fabre).

Pendant l'acte de la digestion le foie se congestionne physiologiquement, mais cette hyperémie physiologique peut se transformer en hyperémie pathologique par cause d'une hyperémie *subintrante* (Peter).

Cette hyperemie peut être d'origine réflexe ou causée par l'absorption de produits irritants (aliments épicés, alcools), elle peut s'expliquer encore par une augmentation de la tension dans la veine porte (gros mangeurs). Parfois la congestion doit être regardée comme d'origine réflexe, par exemple lorsque à la suite d'une impression morale vive un ictère spasmodique a lieu, qui n'est qu'une hyperémie du foie (Monneret et Peter), déterminant un larmoiement biliaire (Peter). L'influence vaso-matrice est signalée par Monneret.

Puisque nous parlons des hyperémies, disons que M. le professeur Peter concède que les arthritiques sont plus fréquemment exposés à des hyperémies des muqueuses, donc tendance à l'inflammation (Beausseux).

Cette opinion est une raison de plus à ajouter à celle que nous donnons en parlant de l'arthritisme.

L'ingesta irritante, selon Broussais, se fait sentir d'abord sur la muqueuse gastro-intestinale et de là se transmet au tissu hépatique.

Signalons comme cause de formation des calculs l'alimentation grasse et trop animalisée, les abus de boissons spiritueuses.

Les travaux de Hoppe-Seyler ont montré que la proportion de cholestérine contenue dans le sérum du sang augmente avec la quantité de graisse qu'il contient. Cette quantité varie de 0,2 à 2 ou 3 grammes pour 1,000.

Cl. Bernard fait remarquer que la réaction de la bile dépend du genre de nourriture, acide chez les carnivores elle devient alcaline par une alimentation herbacée.

L'abstinence produirait aussi d'après les auteurs l'acidité de la bile. Nous reviendrons plus tard sur cet important changement de réaction de la bile.

L'alimentation irrégulière, les repas éloignés ou un repas par jour, entraînant le ralentissement du cours de la bile, nous semblent être une cause favorisant la lithiase biliaire.

On est d'accord sur ce fait : toute cause capable de déterminer le ralentissement du cours de la bile est favorable à la production des calculs.

On sait que la bile en sortant du foie tombe goutte à

goutte dans l'intestin ; mais en même temps remplit la vésicule qui versera son contenu dans l'intestin de 2 à 4 heures après le repas.

Toutes les fois que la bile ne sera plus sollicitée à se déverser de la vésicule dans le tube digestif par cette sorte d'éjéculation intermittente, elle se trouvera emprisonnée et par cela même placée dans des conditions favorables aux dédoublements chimiques qui déterminent la formation des calculs.

Rappelons que les analyses faites sur la bile sortant des canaux hépatiques donnent comme principes solides 20 pour 1,000, tandis que la bile contenue dans la vésicule, où elle est concentrée, donne 120 à 180 pour 1,000. Nous signalons ces faits parce qu'ils sont importants à connaître pour bien se rendre compte d'une des causes de la fréquence de formation des calculs dans la vésicule. Et nous disons une des causes, parce qu'il y en a d'autres que nous signalerons qui sont plus importantes peut-être.

Les lignes qui précédent feront bien comprendre toute l'importance qu'il faut accorder à l'alimentation, non seulement au point de vue des conditions pathogéniques, mais encore dans l'étude du traitement.

Nous nous bornerons à signaler la coïncidence fréquente de la lithiase biliaire et la diathèse arthritique.

Y a-t-il ici relation de cause à effet? Il ne rentre pas dans notre idée d'éclairer cette question encore à l'étude ; mais nous ne pouvons pas passer outre sans signaler la fréquence de l'alternance qui quelquefois existe entre les coliques hépatiques et néphrétiques.

Nous sommes cependant enclin à croire qu'il existe une relation étroite entre ces deux affections. En d'autres termes, nous croyons que la diathèse arthritique par ses manifestations congestives crée par elle-même des conditions favorables au développement des calculs. Nous voyons, d'une part, la fréquence des hyperémies des muqueuses dans cette diathèse, d'où tendance aux inflammations, et d'autre ¡ part nous voyons les troubles gastriques; autant de causes déterminantes de chloélithiase.

Des troubles gastro-intestinaux commé conditions pathogéniques de la lithiase biliaire.—Le foie et l'estomac sont des viscères qui peuvent se transmettre l'un à l'autre leurs influences pathogéniques, selon les trois lois de synergies morbides formulées par M. le professeur Potain :

1° Par propagation, qui s'opère de deux façons : par contiguïté, par continuité.

2° Par transmission de produits pathologiques.

3° Par participation intermédiaire du système nerveux.

Pour bien appeler l'attention sur les rapports intimes du foie et de l'estomac, nous relevons les assertions suivantes, toujours empruntées aux ouvrages qui nous ont servi de guide dans ce travail.

On peut considérer le foie comme un annexe du tube digestif. L'estomac et le foie sont des appareils physiologiquement connexes. Si, comme on a dit, les poumons sont un annexe du cœur, à plus forte raison on peut dire que le foie est un appendice du tube digestif. Il n'y a pas une seule affection de l'estomac qui n'intéresse le foie et ne se complique de symptômes hépatiques. Toute affection un peu profonde du tube intestinal retentit sur le foie (Rendu).

Les dyspepsies préparent des affections multiples ; du foie elles précèdent leur venue, ou ce qui est plus probable, elles jouent un rôle important pathogénique (Raymond).

Les troubles de la digestion gastrique et intestinale conduisent souvent à des troubles secondaires du foie, ainsi cet organe peut se déranger par suite de dyspepsie stomacale, ou d'une constipation prolongée causée par une atonie de l'intestin ou par insuffisance de sécrétion intestinale (Murchison).

Et Monneret dit : Le foie placé sur le trajet de deux circulations, l'une qui a pour siège la veine porte, l'autre l'artère et les veines hépatiques, se trouve exposé ainsi à des influences pathogéniques nombreuses.

Étudions les troubles gastro-intestinaux.

On comprendra que nous n'avons pas eu à étudier les troubles gastro-intestinaux divers ; mais seulement à signaler comment à notre avis ces troubles peuvent engendrer la formation de points biliaires. En d'autres termes, nous constatons des faits et signalons notre interprétation pathogénique hypothétique, il est vrai, mais croyons-nous très rationnelle.

Les dyspepsies prolongées donnent lieu à des altérations de la sécrétion biliaire qui se traduisent souvent par la décoloration des selles, sans que cependant on trouve de l'ictère ni aucun signe d'oblitération biliaire (Rendu). Suivant Frerichs, les diarrhées chroniques demeurent souvent le point de départ d'affections diverses du foie. Les altérations de l'estomac produisent le même effet.

Les troubles gastriques jouent un certain rôle dans la pathogénie de la lithiase biliaire, et nous croyons qu'on la trouverait presque toujours comme devançant de beaucoup les accès de coliques hépatiques, si on s'attachait davantage dans l'interrogatoire du malade sur les antécédents commémoratifs.

Les troubles gastro-intestinaux sont si communs qu'en choisissant des observations dans lesquels ils sont indiqués comme prémonitoires de la colique hépatique (et ils le sont dans toutes les observations que nous reproduisons) nous avons pu choisir des observations intéressantes à plus d'un point de vue.

Les troubles gastro-intestinaux nous les avons trouvés très fréquents dans les innombrables observations que nous avons lues de Fauconneau–Dufresne, Senac, Villemin, Murchison, Frerichs, Magnin, Peter, Vulpian.

Plus tard nous parlerons de la fréquence de ces troubles comme contituant parfois la seule manifestation de la colique hépatique. Nous décrirons alors les pseudo-gastralgies et parlerons des formes larvées de la lithiase biliaire.

Nous ne voulons parler dans ce moment que de ces troubles gastro-intestinaux qui, précédant de long-temps toute manifestation de la lithiase biliaire, nous

— 34 —

paraissent avoir une influence pathogénique accep-
table.

Il est difficile, dit Murchison, de savoir quijoue le rôle
de cause : si c'est le foie ou l'estomac.

Pourquoi croire, nous demandons-nous, que toujours
les troubles gastriques soient consécutifs ?

Nous avons montré les rapports intimes qui unis-
saient le foie et l'estomac, nous avons signalé les lois
de synergies morbides, c'est à dire les voies de la
transmission de la maladie d'un organe à l'autre, nous
avons mentionné les influences pathogéniques des
viscères , nous sommes donc en droit d'accepter l'influence des troubles gastriques dans la détermination
et la genèse de la lithiase biliaire.

Souvent on trouve dans l'interrogatoire du malade
des longs troubles gastro-intestinaux précédant de
plusieurs années les premières manifestation de la colique hépatique, signalons-en quelques-uns.

Obs. 32 de Villemin. — Souffrances depuis sa jeunesse des digestions lentes, difficiles, accompagnées de nausées avec constipation.
Première colique à 35 ans.

Obs. 33 de Villemin. — Malade faisant mal ses digestions depuis
huit ans. Début de la maladie par diarrhée qui dura plusieurs
mois.

Obs. 15, 16, 36. Villemin. — Plusieurs années de troubles gastriques.

Obs. 17 Villemin. — Dix années de troubles gastriques.

Obs. 16 Magnin. — Crampes d'estomac depuis longues années.

Obs. 4 Senac. — Crampes d'estomac depuis longues années.

Obs. 5 Senac. — Crampes d'estomac depuis cinq ans.

Obs. 6 Senac. — Indigestions depuis quelqnes années.

Obs. 16 Senac. — Digestions pénibles, vomissement, constipation opiniâtre depuis six ans.

Obs. 17 Senac. — Troubles dyspeptiques depuis douze ans.

Nous pourrions multiplier à l'infini ces observations, mais nous finirons en reproduisant les deux très intéressantes de M. le Dʳ Cornillon.

Mme Roux, 46 ans, vient à Vichy le 8 juillet 1878. Depuis plus de vingt ans cette malade se plaint de l'estomac, crampes vives avec douleurs dans le dos. Il y a trois ans, elle eut des crises de nerfs très fortes avec boule épigastrique, sentiment de strangulation, envies de vomir. Son médecin diagnostiqua hystérie. Le mois d'avril dernier, M. le Dʳ Sautereau ayant assisté à une crise reconnut l'existence de l'affection lithiasique.

Mme Dann, 32 ans, souffrait depuis vingt ans de crampes d'estomac avec ballonnement épigastrique, sentiment de strangulation, palpitations cardiaques, convulsions. On la traita comme hystérique ; mais il y a trois ans, à la suite d'un accès, on reconnut l'existence de la gravelle biliaire.

Nous n'avons pas besoin de répéter les raisons pour lesquelles nous croyons que ces troubles persistants qui devancent aussi longtemps la manifestation de la lithiase jouent un certain rôle pathogénique.

La constipation produit souvent la dyspepsie par parésie ascendante de l'intestin, ou, comme dit M. le professeur Trousseau, il existe entre les diverses parties de l'appareil musculaire gastro-intestinal une synergie en vertu de laquelle le gros intestin agit sur l'estomac et réciproquement.

Le catarrhe gastro-intestinal donne lieu par continuité au catarrhe des voies biliaire sur lequel nous reviendrons quand nous traiterons des différentes hypothèses émises sur la formation de calculs ; car encore aujourdhui on constate les conditions dans lesquelles ces calculs se forment, mais on ne saisit pas le véritable *modus faciendi* de ces dédoublements chimiques qui donnent pour résultat la formation des calculs, et ce que nous disons est si vrai que, malgré les innombrables travaux sur cette matière, le savant professeur d'histologie de notre Faculté a pu dire : Tout ou presque tout est encore à faire. C'est aussi l'opinion de M. Villemin. Nous connaissons les troubles nerveux innombles et variés auxquels donnent lieu les affections gastro-intestinales, depuis le vertigo stomacal jusqu'aux accès épileptiformes, les troubles pulmonaires et cardiaques ces troubles si bien indiqués dans l'article de M. le professeur Potain que nous reproduisons en tête de notre travail.

Nous nous demandons pourquoi l'estomac qui joue un rôle si important dans ces troubles divers, cardiaques, pulmonaires, etc., etc., n'aurait pas une influence analogue avec le foie quand toute raison porte à l'accorder, relation de continuité, de contiguïté, de circulation, d'énervation, de sympathie fontionnelle physiologique et pathologique ?

Toute cause entraînant le ralentissement du cours de

la bile, avons-nous dit, peut déterminer la formation
des concrétions biliaires, et nous avons signalé les repas
éloignés, les troubles gastro-intestinaux, le catarrhe
duodénal surtout. Dans ces cas la vésicule qui devait
verser son contenu dans l'intestin quand les aliments
passent de l'estomac au duodénum le retient longtemps, et donne ainsi lieu à la formation de concrétions
pour peu qu'il existe des causes déterminant de la précipitation, des pigments biliaires et de la cholestérine.

L'hyperémie du foie déterminant une hypersécrétion
biliaire (larmoiement biliaire de Peter), hyperémie due à
des causes diverses que nous avons déjà signalées
prédispose à la formation de calcul, si en même temps
le cours de la bile se trouve entravé par n'importe
quelle cause.

L'estomac peut par contiguïté avoir une influence
pathogénique manifeste en déterminant sur la vésicule
biliaire une contraction favorable au développement de
concrétions biliaires.

A ce propos nous croyons utile de rappeler que la
distension de l'estomac donne lieu à des variations de
position du foie. Les changements de position du
foie sont si importants à connaître que l'oubli de ces
faits peut faire passer inaperçues des congestions passagères, il est vrai, mais dont on devrait tenir compte.

La réplétion de l'estomac en refoulant le foie lui fait
exécuter un mouvement de bascule en vertu duquel la
face inférieure de cet organe tend à se lever et la
zone de matité inférieure est ainsi déplacée. On com-

prendra donc qu'une percussion de cet organe pratiquée après un repas copieux,par exemple,ne donnera pas comme résultat la même zone de matité. On doit donc tenir en compte toute cause capable de refouler le foie chaque fois qu'on percute ce viscère. Ces sages conseils nous les tenons de M. le professeur Peter (cours de cette année).

On a de tout temps fait jouer un rôle important à l'inflammation de la muqueuse des voies biliaires, on en a même fait une condition *sine qua non* (Meck).

Le ralentissement du cours de la bile a pour effet une altération chimique de celle-ci. Suivant la remarque de Meckel elle devient verdâtre et acide (Charcot, Frerichs).

A quoi est due cette acidité de la bile ?

Nous avons déjà vu comme déterminant ce changement de réaction, l'influence de l'alimentation et de l'abstinence, etc. Signalons de nouveaux faits.

Nous allons exposer sans suivre un ordre déterminé les diverses hypothèses émises par les hommes les plus compétents dans cette matière.

L'acidité de la bile, pense-t-on, est due à l'inflammation catarrhale de la muqueuse des voies biliaires et nous avons déjà vu que Meckel la croit nécessaire.

En présence du mucus sécrété dans des conditions pathologiques il se produit dans la bile une espèce de fermentation (Charcot), et selon Gorup-Bessanez et Thudickum un des premiers phénomènes de la putréfaction de la bile est son acidité.

L'acidité de la bile donne lieu au dédoublement des sels biliaires,et comme ces sels tiennent en dissolution la cholestérine et la bilirubine, ces substances se précipitent. Nous avons déjà signalé que toute cause capable de ralentir ou modifier le cours de la bile est cause de formation de calculs. Nous ne savons pas, comme le fait remarquer Bamberger, si la formation de calculs dépend d'une composition primitivement anormale de la bile ou si ces altérations sont le résultat de causes mécaniques ou chimiques,dit Villemin, qui amènent la stase de ce produit et la précipitation des éléments solides.

Comme les concrétions biliaires sont formées principalement par la cholestérine, il serait possible, dit Bamberger, qu'une prédominance graisseuse dans la bile fût une cause de formation de calculs.

Les analyses faites par Chevreul sur la bile des calculeux prouvent que celle-ci est extrêmement riche en cholestérine.

Bramson, Lehmann attribuent une influence, particulièrement dans la formation des calculs, aux composés de pigment et de chaux qui en constituent souvent le noyau ! Mais Villemin demande comment ces noyaux prennent naissance et fait remarquer qu'on ne les trouve pas toujours au centre des concrétions biliaires.

D'où provient cet excès de chaux ?

La chaux existe en grande abondance dans les produits de sécrétion de la membrane muqueuse qui tapisse la vésicule du fiel enflammé (Charcot).

Nous résumons comme précédemment les lignes suivantes de l'ouvrage si justement estimé de M. le professeur Charcot.

La chaux prédomine dans les calculs. Il n'est pas douteux que la combinaison de la chaux avec les sels biliaires, surtout avec le pigment, ne joue un rôle important dans les premiers phénomènes de la solidification des éléments de la bile.

Cette chaux provient-elle par excès absolu ou relatif, ou est-elle un produit des sécrétions?

Les deux hypothèses sont admises.

La muqueuse, principalement dans le cas d'irritation, semble contenir des fortes proportions des sels calcaires; et Cruveilhier a insité depuis très longtemps sur ce fait, que la cavité de la vésicule est remplie de chaux dans certaines conditions. C'est ainsi que ce calcul étudié par Bally et Henri doit être considéré comme un produit de la muqueuse de la vésicule.

On comprend que le catarrhe des voies biliaires et principalement celui de la vésicule puisse contribuer plus où moins directement à la formation des calculs, puisque des cellules épithéliales et du mucus forment parfois le centre de ces concrétions.

Rappelons à ce propos que tout corps étranger, caillot, sanguin, ascaride, douve, peut devenir le centre de concrétions biliaires.

Villemin constatant l'influence de l'acidité de la bile comme cause de formation des pierres biliaires se demande comment elle agit et dans quelles circonstances se produit cette acidité de la bile.

La réponse à cette question se trouve déjà dans les lignes précédentes. On peut évoquer un autre procédé qui conduit au même résultat que l'acidité de la bile, c'est la diminution de son alcalinité. Nous avons précédemment indiqué ces deux hypothèses.

Thénard attribue à la diminution de la soude la précipitation de la matière colorante, et Frerichs ajoute que les éléments du calcul ne peuvent se précipiter que lorsque les combinaisons des acides de la bile avec la soude si faciles à détruire viennent à se décomposer sous l'influence du mucus de la vésicule, cette décomposition entraîne la précipitation de la matière colorante et de la cholestérine.

Ritter admet l'influence du changement de la réaction biliaire comme cause de la formation des calculs, mais il admet aussi l'interprétation d'après laquelle la diminution des sels de soude des acides biliaires doit amener le dépôt de pigment calcaire insoluble que jouerait le rôle de centre de cristallisation.

Villemin, à l'appui de cette théorie, donne les expériences journalières de l'emploi prolongé des eaux alcalines qui éloignent la formation des calculs pendant un certain temps.

PHÉNOMÈNES PRODROMIQUES.

Nous avons dans le précédent chapitre signalé toutes les causes qui nous paraissent favorables au développement des concrétions biliaires. Nous avons spécialement insisté sur les troubles gastro-intestinaux à cause de la fréquence avec laquelle ils se présentent comme phénomènes prémonitoires, précédant de longtemps la première manifestation évidente de la lithiase biliaire.

Si nous avons donné une très grande importance aux phénomènes gastro-intestinaux comme causes favorables au développement des concrétions biliaires, nous ne leur attacherons pas moins d'importance comme phénomènes prodromiques de la colique hépatique; car ici nous devons ajouter à leur fréquence comme cause leur constance presque absolue comme effet.

En effet, tous les auteurs qui se sont occupés spécialement de lithiase biliaire signalent ces phénomènes prodromiques de la colique hépatique classique. Nous y reviendrons.

Les phénomènes prodromiques que nous allons passer en revue sont signalés par Fauconneau-Dufresne, Monneret, Barth et Besnier, Sénac, Villemin, Trousseau, Rendu, Murchison, Frerichs, Magnin, etc.

Cependant nous lisons dans l'article de Luton sur cette matière, dans le Dictionnaire de Jaccoud, que la colique hépatique débute presque toujours subitement, rarement elle est précédée de quelques malaises par sensation de gêne dans l'hypochondre droit, par la constipation, l'amertume de la bouche, et il ajoute : le diagnostic est facile. Cette opinition assez répandue n'est pas d'accord avec l'observation clinique, et dans le cours de ce travail nous tâcherons de prouver combien ces assertions sont erronées, et déjà nous avons cité des noms qui nous permettent de renverser tout à fait la proposition, en disant : la colique hépatique se présente presque toujours chez un sujet malade, c'est au médecin d'employer toute sa sagacité pour saisir le trouble qui, plus d'une fois, passe inaperçu même pour le malade. On comprendra toute l'importance du diagnostic de cette manifestation prodromique, car l'intervention du médecin peut faire avorter l'accès imminent.

Voici un fait à l'appui de ce que nous avançons.

Magnin cite dans sa thèse une malade qui, ayant eu des accès de coliques hépatiques bien caractérisés, présenta à deux reprises et à deux mois d'intervalle des frissons accompagnés d'une assez vive douleur au niveau de l'hypochondre droit.

Cette malade, qui avait des coliques hépatiques depuis vingt ans, n'hésitait pas à venir nous demander des purgatifs et de l'eau de Vichy chaque fois qu'elle était prise de ces prodromes, et bien des fois les accidents de la lithiase biliaire se réduisaient à ces deux symptômes.

Nous verrons plus tard que le diagnostic si facile de la colique hépatique classique ne l'est guère dans les accès frustes larvés.

Combien de fois, on met sur le compte de névralgies hystériques ou anémiques, ce qui n'est pas autre chose qu'une colique hépatique légère.

Nous empruntons l'observation suivante à l'ouvrage de clinique de M. le professeur Vulpian, que Raymond cite dans ses considérations cliniques. Il dit :

J'ai observé avec M. le professeur Vulpian, à l'hôpital de la Pitié, une jeune fille de 25 ans qui, depuis quatre ans, souffrait de douleurs aiguës dans le ventre. Ces douleurs étaient accompagnées de vomissements, mais jamais d'ictère : on l'avait toujours considérée comme hystérique et traitée en conséquence d'autant plus qu'en réalité elle avait eu plusieurs fois des crises de nerfs qui éclatèrent à propos de ses douleurs du foie. Un jour, à la suite d'une crise semblable aux précédentes comme forme, mais un peu plus violente, la coloration jaune de la peau survint, les selles se décolorèrent, etc., etc. C'est alors qu'elle entra à la Pitié. Toute l'histoire clinique de la malade s'éclaira ainsi d'un nouveau jour et l'on put instituer un traitement rationnel qui fit disparaître en même temps les coliques hépatiques et les accès hystériformes qui provoquaient ces accidents.

Nous donnons ces deux observations comme typiques, c'est ainsi que nous choisirons les autres à l'appui des faits que nous signalons.

L'observation de M. Magnin nous montre les frissons comme prodromes de la colique hépatique et l'utilité de la médication alcaline.

L'observation de M. Vulpian est très intéressante, nous y voyons les calculs donnant lieu à des douleurs aiguës du ventre, à des vomissements, à des accès hystériques et le tout disparaître sous l'influence d'un traitement approprié.

Reprenons notre sujet. Frerichs cite 34 cas sur 41 de phénomènes gastro-intestinaux prodromiques de la colique hépatique. Voyons la statistique de Sénac, sur 100 malades.

Gastralgie, 20; crampes d'estomac, 26; dyspepsies, 19;

douleur à l'estomac et foie, 3 ; douleur à la région de l'épigastre et dans le dos, 3 ; douleurs hépatiques, 7 ; début non signalé, 7 ; début brusque, 17.

Ces deux statistiques sont bien probantes.

Enumérons les phénomènes prodromiques.

Nous avons vu signaler comme plus fréquents les phénomènes gastro-intestinaux, comme on a pu le voir par les précédentes statistiques et les observations que nous avons mentionnées dans les précédents chapitres des conditions pathogéniques de la lithiase biliaire. Nous le trouverons encore dans toutes les observations que nous reproduirons.

Il est presque banal de dire que les affections du foie rétentissent presque toujours sur l'estomac. Nous ne voulons pas revenir sur l'influence pathogénique et la manière de transmission des maladies du foie à l'estomac. Aux causes que nous avons déjà indiquées il faut en ajouter deux autres : l'excitation directe produite sur l'estomac par la présence des calculs dans la vésicule, et l'influence de la bile sur ces troubles gastro-intestinaux.

Selon Rendu toute maladie du foie donne lieu d'abord à une série de symptômes gastro-intestinaux ; et Damaschino dans ses leçons faites à la Faculté, dit : On peut dire d'une manière générale que toutes les affections hépatiques réagissent plus ou moins sur les fonctions de l'estomac. D'autres fois c'est la même cause qui frappe simultanément les deux organes, soit dans leur fonctionnement physiologique, soit dans leur état anatomique. Pour n'en citer qu'un exemple, nous rappellerons la fréquence du cancer du foie et de l'estomac, la cirrhose et la gastrite chronique. Parfois la dyspepsie, ajoute-t-il, ne peut être attribuée qu'à l'affection hépatique, l'estomac restant indemne ; c'est qui a lieu par exemple dans certains cas de lithiase biliaire.

Les précédentes lignes de Damaschino, ainsi que l'article des synergies morbides que nous reproduisons en tête de notre travail, et les raisons qu'à leur appui nous avons indiquées en traitant de l'action pathogénique de l'estomac sur le foie, me permettent, je crois, de ne pas insister sur ces faits déjà connus.

Prenons en considération un nouveau facteur des troubles gastro-intestinaux, la bile.

Nous n'avons pas à parler ici du rôle physiologique de la bile dans la digestion, nous allons signaler seulement quelques faits d'une grande utilité clinique, faits qui nous ferons bien comprendre pourquoi ces troubles gastro-intestinaux sont si fréquents et pourquoi ils doivent l'être.

On sait que dans les maladies du foie en général, les troubles intestinaux sont la règle. L'absence ou la sécrétion insuffisante de la bile donnent lieu à des phénomènes intestinaux divers, elles produisent la constipation par défaut d'irritation. Les matières fécales subissent une espèce de fermentation qui donne pour résultat des gaz et des produits irritants : les premiers produisent le météorisme, les seconds, la diarrhée ; cette diarrhée présente généralement les caractères de matières fécales qui ne contiennent pas de bile, mais dans certains cas de polycholie très rares elle est bilieuse. Murchison a fait remarquer que dans certains cas, quoique la bile n'arrive pas à l'intestin ou quelle arrive en quantité trop faible, les selles peuvent être colorées, parce que sous l'influence de la fermentation elles s'imprègnent de sulfures noirâtres.

Ces phénomènes intestinaux dus à des troubles hépatiques donnent lieu selon des lois bien établies à des phénomènes gastriques, et nous voyons ici une cause, le retentissement du cours de la bile, cause de formation de colélithes, donner lieu à des troubles intestinaux qui doivent précéder la formation des calculs.

Nous ne parlerons de l'ictère que pour dire une chose, qu'il ne faut pas croire qu'elle se présente toujours; d'autres fois elle est si légère qu'il faut bien la chercher pour la trouver. Combien de coliques hépatiques légères passent inaperçues faute d'ictères! Cette assertion est répétée par quelques auteurs.

Il faut donner une très grande importance à l'examen des urines des malades, car bien souvent sans trouver de coloration appréciable de la peau, les réactifs annoncent à la suite d'une gastralgie la présence de pigments biliaires dans les urines, et le diagnostic est ainsi établi.

Nous allons signaler d'autres phénomènes prémonitoires qui, bien que ne jouant pas un rôle aussi important que les précédents, doivent être connus.

On cite comme précurseurs les phénomènes suivants que nous retrouvons dans les observations que je donne à propos des formes diverses de la colique hépatique. A propos de ces formes diverses, je ferai un bref exposé

à une névrite propagée du foie aux branches et tronc du pneumogastrique et du spinal? Est-ce, comme le pense M. le professeur Peter, dû à la congestion du névrilème du phrénique?

Quelle que soit l'hypothèse acceptée le fait ne perd rien de sa valeur symptomatique, mais au diagnostic nous verrons combien il est important d'avoir présent à l'esprit ces données théoriques.

Nous avons entendu M. le professeur Peter, dire : les malades accusent une douleur au cou, et les médecins n'y attachent pas d'importance. Eh bien, sachez-le, cette douleur peut être due à une affection du foie dont elle dénonce l'existence. C'est au médecin de savoir interpréter les faits, et de leur donner leur véritable valeur.

Si on n'était pas prévenu en clinique de tous ces faits, et si le médecin n'apportait pas dans son examen toute sa sagacité et l'attention désirable, on s'exposerait comme nous allons le prouver, à des erreurs de diagnostic fâcheuses.

Pour finir nous reproduisons quelques lignes de Monneret, qui sont encore reproduites par d'autres auteurs comme fruit de leur propre expérience. La présence des calculs dans les voies biliaires, commence à se révéler par des symptômes, tels que crampes d'estomac, douleurs épigastriques, céphalalgies, bâillements (troubles dyspeptiques?).

Ces accès se répètent pendant longtemps, des années, parfois ils s'accusent de jour en jour, jusqu'à ce que la douleur de l'hypochondre droit, irradiations de l'épaule, les vomissements, l'attaque classique de colique hépatique, viennent éclairer la cause de ces souffrances.

TROUBLES PULMONAIRES

Les troubles pulmonaires dus à la présence de concrétions biliaires peuvent être déterminés selon des lois de synergies morbides formulées par M. le professeur Potain par continuité, et par action réflexe.

Nous parlerons de la toux, les suffocations, la congestion. La toux a été signalée de tous temps dans les affections du foie, quoique Rendu dise que c'est Budd qui l'a le premier signalée et interprétée.

L'irritation du foie, comme celle de l'estomac, devient le point de départ d'une toux sèche, sympathique, brève, qui peut déterminer ces vomissements.

Rendu dit avec raison : La connaissance de cette toux qui n'est l'expression d'aucune lésion pulmonaire est de la plus haute importance, parce qu'elle peut faire éviter des erreurs de diagnostic considérables.

L'explication de cette toux d'origine hépatique est facile à saisir par action réflexe, nous n'insistons pas.

Villemin signale la suffocation, et son observation 35 que nous reproduisons en est un bel exemple. Cette suffocation, on le comprendra aisément, peut être produite par action réflexe ou par refoulement du poumon, par la congestion du foie, flatulence, etc., etc., ou peut-être par ischémie pulmonaire, réflexe que nous retrouverons à propos des troubles cardiaques. Peut-être cette ischémie, dit Masse, fait-elle comprendre l'anxiété respiratoire excessive par laquelle débute quelquefois la colique hépatique et dont Potain observait récemment un nouvel exemple chez un élève de son service.

Gueneau de Mussy et Fabre signalent la congestion pulmonaire. Le premier dit : Avec la congestion hépatique qui accompagne très souvent les coliques, j'ai plusieurs fois observé une complication qui mérite d'être signalée, c'est un état congestif de la base du poumon droit attestée par des râles crépitants fins et nombreux, de la toux, de la fièvre, une expectoration visqueuse. Cette congestion restée limitée à la base du poumon a disparu en deux ou trois jours sous l'influence de ventouses scarifiées et de vésicatoires. Ce n'est pas une combinaison fortuite de la pneumonie et de la colique hépatique. C'était une congestion limitée passagère, connexe de l'irritation et de la congestion hépatique et disparaissant avec elle, exprimant cette solidarité entre le foie et le poumon dont témoigne l'extrême fréquence des congestions hépatiques dans les pneumonies.

Fabre dit en parlant de troubles nerveux dus à la lithiase biliaire : Dans l'appareil respiratoire cet ébranlement nerveux peut se traduire par des congestions pulmonaires que la lithiase détermine par action réflexe sur le tissu du poumon, action qui lui est commune avec toutes les lésions à marche aiguë ou par saccades qui excitent le système nerveux du foie. Ces congestions pulmonaires que l'on a plus d'une fois constatées, Gueneau de Mussy, de son côté, les a également observées, suivant une remarque consignée dans sa clinique. On les rencontre plus spécialement dans le côté droit, quelquefois cependant à gauche ; elles sont révélées par les signes ordinaires de la congestion : diminution du murmure vésiculaire, quelques râles sous-crépitants, pas très fins, ce qui tient à ce qu'elles occupent le plus souvent la base où ces râles sont moins fins qu'ailleurs ; submatité à la percussion. Elles ont quelquefois, mais non toujours, les allures fugitives et la marche rapide des congestions accidentelles, elles sont à répétition.

TROUBLES CARDIAQUES.

Les troubles cardiaques ne sont pas encore bien connus : nous allons résumer ce que nous trouvons sur cette matière dans la thèse de M. Masse et l'ouvrage de M. Fabre. Nous reproduisons les paragraphes suivants, que ce dernier auteur consacre dans son article : De l'action pathogénique des viscères de l'abdomen sur les viscères du thorax par l'intermédiaire du système nerveux.

Autant et plus encore, moins souvent mais plus énergiquement que l'estomac et l'appareil génital, le foie et le rein peuvent troubler le cœur par l'intermédiaire du système nerveux. Cette influence a son application naturelle dans ce fait, qu'indépendamment du réseau que leur fournit le grand sympathique, ces deux organes reçoivent chacun quelques filets du pneumo-gastrique qui joue un si grand rôle dans l'innervation du cœur.

Cependant l'action pathogénique du foie et du rein sur le cœur est complexe. A côté de l'influence dynamique qui a sa source dans l'innervation il faut placer l'action toxique produite par l'accumulation dans le sang de matières que la bile et l'urine avaient mission d'éliminer et le trouble mécanique apporté à la circulation par la lésion, non du foie, celle-là n'agit que sur le système porte, mais du rein qui, elle, retentit sur la circulation générale. De ces trois influences, il en est une, l'influence toxique, qui paraît probable pour le foie ; il en est une autre, le trouble mécanique, qui paraît possible pour le rein ; la troisième, l'action dynamique, le phénomène d'innervation, paraît jouer le principal rôle dans les troubles cardiaques produits par ces deux organes.

Nous avons à plusieurs reprises constaté dans l'ictère un bruit de souffle au premier temps et à la pointe observé ou du moins signalé avant nous par Gangolphe. Ce souffle était l'indice d'une insuffisance mitrale. Cette insuffisance mitrale était relative et non absolue, fonctionnelle et non organique, car d'ordinaire elle disparaissait au bout de peu de jours, caractère qui, soit dit en passant, joint à son siège, nous permettait d'exclure aussi l'idée d'anémie. Fonctionnelle elle ne pouvait tenir qu'à l'une ou l'autre de ces deux causes : ou dilatation atonique du cœur, cas dans lequel l'action nerveuse aurait pu être incriminée aussi bien que l'influence toxique des acides biliaires, ou myocardite, inflammation de la paroi musculaire du cœur, plus spécialement concentrée comme c'est d'ordinaire sur les muscles de la valvule : les muscles papillaires.

Si le souffle tenait à la dilatation du cœur il devait y avoir augmentation de la matité transversale et abaissement de la pointe, et comme le plus souvent nous n'avons pas constaté d'abaissement de la pointe il est à croire que la myocardite et non la dilatation, l'action toxique et non l'action dynamique ou nerveuse, joue le principal rôle dans ce 'défaut de fonctionnement de la valvule mitrale, dans cette insuffisance relative.

Potain a signalé dans l'ictère, c'est-à-dire dans les affections hépatiques, un autre état du cœur où le système nerveux paraît jouer un rôle plus important. Il y a dilatation du cœur, mais plus spécialement du cœur droit. Elle se caractérise dans une augmentation dans les dimensions transversales du cœur, avec déviation de la pointe sans abaissement, un état particulier du second bruit normal dans le deuxième espace intercostal gauche du sternum, c'est-à-dire au foyer d'auscultation de l'artère pulmonaire : un bruit anormal sourd dans le grand silence, un peu avant le premier bruit normal et le choc de la pointe, formant avec l'adjonction des deux bruits normaux un rhythme de galop, c'est-à-dire un triple bruit du cœur. Ce bruit de galop se distingue de celui que produit l'hypertrophie du ventricule gauche dans les affections rénales en ce que le bruit anormal et la sensation tactile qui y correspond se perçoivent surtout à l'épigastre et non au·dessus de la pointe. Evidemment le système nerveux est ici mis en cause. Est-ce directement le système nerveux du cœur ? Est-ce le système vaso-moteur du poumon comme le pense Potain, et la dilatation du cœur droit serait-elle le résultat de l'obstacle que le sang rencontre à traverser les capillaires contractiles du poumon ? Nous ne saurions encore le dire, mais d'une manière ou de l'autre, directement ou par intermédiaire d'une action mécanique, le système nerveux contribue évidemment à produire ces phénomènes morbides.

Potain raconte comment il a été mené à étudier ces troubles cardiaques et finit de cette manière son exposé. Cette série d'observations a donc rendu incontestable pour moi, qu'une affection aiguë des voies biliaires peut déterminer une dilatation transitoire des cavités cardiaques droites.

Si la cause qui donne lieu à cette dilatation temporaire, temporaire elle-même, colique hépatique, produit une irritation constante, on comprend que la lésion cardiaque s'établisse à perpétuité.

L'obstacle persistant, dit Masse de qui nous prendrons les détails suivants, le cœur droit s'hypertrophie peu à peu pour lutter contre lui ainsi que cela a lieu du reste dans tous les cas d'obstacles à la circulation pulmonaire. Il finit même par céder, et alors au lieu d'un simple trouble fonctionnel, c'est une véritable maladie du cœur qui se trouve ainsi constituée par la dilatation, l'hypertrophie du ventricule droit et finalement l'asystolie. Cela s'est produit de la sorte dans un cas d'ictère chro—

nique que M. Potain eut l'occasion d'observer avec le
Dr Augier, et dans lequel la dilatation cardiaque droite,
s'exagérant progressivement au fur et à mesure que
persistaient et s'aggravaient les accidents déterminés
par un calcul engagé dans le canal cholédoque, finit par
amener au bout de plusieurs mois les conséquences les
plus graves de l'insuffisance tricuspidienne et de
l'asystolie.

Le mécanisme par lequel un calcul agit sur le poumon et secondairement sur le cœur n'a que deux interprétations : l'action toxique de la résorption biliaire ou
l'excitation produite dans les voies biliaires sur les filets
terminaux de nerfs qui s'y répandent, agissant par
action réflexe vaso-motrice sur la circulation pulmonaire et secondairement sur le cœur. La première
interprétation n'est pas admissible parce que Potain a
observé le fait de dilatation sans ictère. De plus Destou-
reaux a démontré que ces faits se produisent aussi dans
les affections gastriques et Teissier les signale dans les
affections intestinales. La seconde interprétation est
donc la seule admissible.

Quelle est la voie nerveuse que suit le réflexe qui
partant des voies biliaires aboutit au cœur ? Potain croyait
que le pneumogastrique pouvait être la voie d'aller et
retour, mais M. Franck a fait remarquer que les expériences de Brown-Séquard ne permettent point d'admettre
que les pneumogastriques contribuent à la vaso-motri-
cité du poumon ; il croit, ainsi que Vulpian, que cette
nfluence vaso-motrice appartient plutôt au grand sym-

pathique. Les faits de Teissier semblent prouver que le grand sympathique joue le principal rôle.

Les expériences faites par Morel sur des animaux donnent raison à ces interprétations. Sous l'influence de l'excitation portée sur les voies biliaires la pression s'élève dans l'artère pulmonaire. Ces expériences ont montré que c'est bien par phénomène réflexe que cette augmentation de pression a lieu, et qu'elle est conduite par les filets sympathiques jusqu'au bulbe et réfléchie là vers les organes cardio-pulmonaires par la moelle et les filets sympathiques (Morel).

Il est bon de remarquer l'espèce d'analogie qui existe entre les lésions cardiaques d'origine hépatique et rénale. Les deux ont pour cause la tension artérielle. Dans la première, la tension dans l'artère pulmonaire ; dans la seconde, la tension dans le système aortique.

Cette analogie pathogénique s'accompagne pour ses deux variétés droite et gauche d'une analogie non moins grande dans la séméiologie. Comme l'hypertrophie brigthique, l'hypertrophie hépatique a habituellement son bruit de galop, mais ce bruit s'étend, dans la première principalement, à la pointe et le long du bord gauche du cœur; dans la seconde il prédomine à l'extrémité inférieure du sternum et vers l'épigastre. Tandis que le premier a une intensité grande, celui-ci est beaucoup moins accentué bien que manifestant tout le caractère du galop vrai. Ces caractères propres d'intensité et surtout de siège permettent de le distinguer du précédent, et M. Potain croit pouvoir conclure que le bruit du galop du bord droit du cœur est lié à la dilatation

droite d'origine gastro- hépatique, comme celui du bord
gauche est à l'hypertrophie d'origine brightique. Sans
être plus pathognomonique que ce dernier, le bruit de
galop droit peut mettre sur la voie d'un diagnostic souvent difficile. D'ailleurs, indépendamment des phénomènes stéthoscopiques, d'autres signes aident le clini-
cien dans la distinction qu'il lui faut établir et lui permettent d'arriver au diagnostic étiologique à condition
qu'il n'existe pas d'affection pulmonaire ancienne sus-
ceptible d'entraîner pour sa part la dilatation du cœur
droit. M. Potain résume ces signes de la façon suivante :
Dans l'hypertrophie brightique le pouls est plein, dur,
résistant; dans l'hépatique il est faible, mou, dépres-
sible. Dans l'hypertrophie gauche, la pointe du cœur
s'abaisse jusqu'à battre dans le sixième, parfois le septième espace intercostal. Elle s'abaisse presque verti-
calement, s'écartant fort peu vers la gauche. Dans la
dilatation droite la pointe s'abaisse peu, mais elle se
dévie en dehors. Dans le premier, le bruit aortique
s'étend renforcé à droite du sternum. Dans le second, le
deuxième bruit produit par les valvules de l'artère pulmonaire s'accentue au côté gauche.

FIÈVRE INTERMITTENTE HÉPATIQUE.

Nous croyons d'une trop grande importance clinique
cette fièvre symptomatique pour négliger son étude.

La pathogénie de ces états fébriles périodiques appartient à proprement parler à l'histoire des voies biliaires
et de leurs maladies plutôt qu'à celle du parenchyme

hépatique (Rendu). Ils se rencontrent surtout dans la lithiase biliaire dont elle constitue parfois la seule manifestation clinique.

Cette fièvre, signalée depuis si longtemps dans les maladies du foie surtout par Sœmmering, Sénac, Bricheteau, Fauconneau-Dufresne, a été étudiée par Monneret,dans une communication à l'Académie de médecine en 1850, d'une façon si remarquable et nous croyons sa description clinique si complète qu'elle a été reproduite en entier par les observateurs qui après lui l'ont cependant mieux étudiée. Cette fièvre, comme la palustre, présente les trois stades de frissons, chaleur, sueur. Sa ressemblance est telle que des hommes comme Frerichs ont pu s'y tromper. Cependant nous allons donner le diagnostic différentiel d'après ce que nous avons trouvé dans le savant ouvrage de M. le professeur Charcot et la remarquable thèse de M. Magnin, mais avant, voyons ce que disait Monneret.

Les accès symptomatiques des fièvres hépatiques correspondent à la seconde moitié du nycthemère, tandis que les accès palustres surviennent le matin; ils ne sont ni si réguliers, ni évoluant toujours identiquement ; souvent la périodicité manque, ou l'intensité d'un accès à l'autre varie ; les accès se reproduisent à de longs intervalles, ils résistent au quinquina, la rate est normale.

Diagnostic différentiel. — La fièvre intermittente d'origine palustre revêt des formes différentes mais ne perd pas ses caractères d'égalité ; l'hépatique revêt des formes différentes, mais perd sa régularité, peut devenir rémittente et continue. Les types sont variables dans la palustre, mais les quotidiennes, tierces et doubles tierces sont les plus fréquentes, tandis que dans l'hépatique ils peuvent mettre de plus longs intervalles, ils peuvent revenir le cinquième, sixième, septième jour ; dans l'une l'influence paludéenne est manifeste, dans l'autre on ne trouve pas cette influence ; dans la palustre les accès sont matinaux, tandis que dans l'hépatique les accès reviennent dans la soirée et même pendant la nuit; dans l'une la rate est augmentée de volume et ne l'est pas dans l'autre ; dans la première il y a augmentation de l'urée dans l'urine au maximum de la température et diminution dans les stades apyrétiques ; dans la seconde, il y a diminution de l'urée dans l'acmé et augmentation en dehors des accès. Dans la palustre on ne trouve ni la leucine ni la tyrosine ; dans l'hépatique on trouve la leucine et la tyrosine; finalement, l'influence de l'emploi de la quinine réussit dans la palustre et échoue dans l'hépatique. M. le professeur Charcot croit que plus d'une fièvre pernicieuse à Paris n'est qu'une fièvre hépatique ou génito-urinaire, d'où le précepte de songer à ces deux organes chaque fois qu'on se trouve en présence d'une fièvre intermittente. Pour cet auteur, la plupart des fièvres septénaires et octénaires des anciens rentreraient dans cette catégorie.

Les cas où les coliques hépatiques sont précédées des frissons, chaleur, sueur ont été observés depuis longtemps ; Bricheteau, F. Dufresne, Villemin, Magnin et Frerichs en citent des exemples.

Il se peut qu'un seul de ces stades puisse constituer toute la manifestation de la lithiase biliaire.

On comprend aisément toute l'importance de la connaissance de ces faits.

A quoi est due cette intermittence dans les mouvements fébriles?

On ne le sait pas! mais nous allons donner les hypothèses les plus acceptables en faisant noter que le fait clinique ne perd pas pour cela rien de son importance. Pour Monneret, la fièvre serait due à l'inflammation des canaux biliaires ou du moins à une congestion hépatique ou à la transmission au foie d'un degré suffisant d'irritation pour mettre en jeu la propriété que possède cet organe de déterminer l'intermittence dans les actes morbides. Leyden dit que peut-être faut-il invoquer la résorption de certains produits de la décomposition de la bile comme cause de frisson. Charcot reprend cette idée et pense que cette fièvre est due à la résorption de la bile, ou d'une partie des éléments de bile altérée par la présence du calcul. Il invoque à l'appui de cette hypothèse la présence de la tyrosine et de la leucine dans les urines, signalée par Regnard.

Magnin se rallie à cette hypothèse.

Le moment est venu de parler de la température locale dans la colique hépatique. Bien que nous n'ayons pas de matériaux suffisants, nous désirons signaler que d'après M. Peter, il y a une élévation de température dans l'hypochondre droit, absolue dans les cas non fébriles, relative par rapport à l'hypochondre gauche quand il y a fièvre. Cette élévation de température locale prouve qu'il ne s'agit pas d'une simple névralgie.

Cette température locale est un élément de diagnostic digne d'être tenu en compte. M. le professeur Peter a pu dans un cas difficile, grâce au thermomètre, fixer un diagnostic.

SYMPTOMATOLOGIE ET DIAGNOSTIC.

Nous ne ferons'pas l'histoire clinique de la colique hépatique classique, elle est connue de tout le monde et aucun médecin ne saurait s'y tromper, mais faisons remarquer que nous considérons les troubles gastro-intestinaux comme les premiers stades de la colique hépatique.

Dans les diagnostics difficiles le médecin doit avoir présente à l'esprit la valeur de tous les signes que nous avons déjà signalés : augmentation de volume du foie, réplétion de la vésicule, bruit de collision perçu au palper et à l'auscultation, frissons, fièvre, troubles cardiaques et pulmonaires, déjà signalés et analyse des urines, car la présence du pigment biliaire dans l'urine met dans les cas difficiles sur la voie du vrai diagnostic. N'oublions pas de signaler la douleur du cou, à la mâchoire, à l'épaule, au coude, aux doigts, ni l'examen des matières fécales qui peuvent contenir les calculs. Il est bon de tenir compte de leur fétidité.

C'est à dessein que nous n'avons pas parlé des troubles gastriques. Nous signalons à l'attention du praticien les précédents symptômes comme éléments de diagnostic. Nous allons étudier avec détails les troubles gastriques qui, avons-nous dit, constituent souvent la seule manifestation clinique de la maladie et qui seules mettent sur la voie d'un bon diagnostic.

Nous allons citer les descriptions de ces troubles gastriques d'origine hépatique.

Laissons la parole à Rendu : Quelle que soit la lésion hépatique, les malades perdent l'appétit tant dans les cas de fièvre que dans les apyrétiques. L'état saburral est plutôt sous la dépendance de troubles gastro-intestinaux que sous l'influence du foie, car nous voyons manquer souvent cet état dans le cancer et la cirrhose, tandis qu'elle est constante dans l'ictère catarrhal. Dans la dyspepsie d'origine hépatique, les malades ingèrent les aliments avec plaisir, du moins sans dégoût; ceux-ci, une fois dans l'estomac, n'y déterminent point de gêne et pendant une heure ou deux environ la digestion paraît se faire dans les conditions les plus normales. Ce n'est qu'au bout de ce temps qu'apparaissent les symptômes indiquant les troubles de la fonction biliaire; les malade éprouvent de la pesanteur épigastrique des borborygmes, des éructations acides ou même nidoreuses, et surtout ils se plaignent d'une barre sur l'estomac qui persiste parfois plusieurs heures consécutives et qui est fort pénible.

L'examen des matières fécales, de l'urine, est donc

le premier cas, décoloration des selles, leur fétidité ou
la présence de calculs, la présence de pigments biliaires dans le second, nous paraissent de suffisantes
raisons pour diagnostiquer la colique hépatique légère.
Si à ces considérations on ajoute la constatation des
autres symptômes que nous avons indiqués, le diagnostic devient plus clair ; il sera absolu si on trouve dans
les matières fécales le corps du délit, c'est-à-dire le
calcul. Avons-nous besoin de parler de l'ictère ?

Mais rappelons-le encore, bien des fois l'ictère n'existe
pas quoique la colique hépatique soit démontrée ; il se
peut aussi,et c'est bien souvent ainsi,que les calculs ne
soient pas expulsés. On comprend aisément comment
les choses se passent.

Nous avons, dans le cours de notre travail, tâché
d'appeler l'attention surtout sur les phénomènes gastro-
intestinaux, et nous ne voulons pas perdre un seul fait
à l'appui de notre thèse. Nous reproduisons les idées
suivantes,émises par Damaschino dans ses leçons à la
Faculté.

Il pense qu'on a décrit comme des accès de gastralgie goutteuse des cas de lithiase biliaire et de coliques
hépatiques frustes. Parlant du diagnostic de la gastralgie, il dit : Une erreur de diagnostic bien plus
commune consiste à méconnaître un accès de colique
hépatique.L'absence d'ictère et de coloration spéciale
des urines, soit dans le cours de l'attaque actuelle, soit
à la suite d'attaques antérieures, ces accès de coliques
hépatiques restant légers ou incomplets, est souvent la
cause. Mais il ne faut pas oublier que dans la colique

hépatique le moment d'expansion de la douleur est assez régulier, variant de deux à quatre heures après les repas, qu'il existe des vomissements souvent bilieux pendant l'attaque même, que le siège de la douleur se trouve moins à l'épigastre qu'à l'hypochondre droit. Son irradiation possible à l'épaule droite est également un symptôme de réelle importance. Rappelez-vous, en outre, que la pression sur la région est douloureuse, que la percussion pratiquée au niveau du foie exagère les souffrances et qu'elle permettra de constater que la matité hépatique est ordinairement augmentée.

Nous prenons de Cornillon : Rapport de la dyspepsie douloureuse avec la lithiase bilieuse ; les considérations suivantes à l'appui de notre manière de voir.

Il n'existe pas d'altération tant soit peu importante du foie qui ne retentisse sur les fonctions de l'estomac d'une manière appréciable. La cirrhose ne s'annonce-t-elle pas habituellement par une anorexie rebelle, par une répugnance invincible pour une certaine catégorie d'aliments, par de la constipation ? Dans le cancer primitif des voies biliaires n'y a-t-il pas d'inappétence ? Dans la colique hépatique n'y a-t-il pas de la cardialgie et des vomissements ?

Une affection douloureuse du foie doit engendrer nécessairement par action réflexe des troubles fonctionnels de l'estomac. Il n'est pas nécessaire que l'excitation soit trop intense, que les désordres soient étendus, il suffit qu'elle existe à un degré quelconque et d'une manière continue, et nulle affection mieux que la lithiase biliaire n'est capable de produire l'action réflexe dont nous venons de parler, aussi la dyspepsie qui précède ou accompagne la colique hépatique doit-elle être regardée comme d'ordre nerveux?

De la dyspepsie douloureuse qui précède l'apparition des coliques hépatiques. — Tous les ans nous recevons à Vichy un grand nombre de malades qui nous sont envoyés pour des crampes d'estomac. Je laisse ici la parole à mon excellent confrère M. Sénac.

Les digestions régulières jusque-là deviennent pénibles et lentes au début, il existe de la pesanteur d'estomac après le repas et surtout après le repas du soir qui est le plus copieux. Ce léger malaise dure deux ou trois heures, puis tout rendre dans l'ordre. Plus tard à cette sensation d'embarras se joignent des douleurs épigastriques de plus en plus vives revenant après le repas et au moment où les digestions sont assez avancées. Les douleurs affectent souvent un caractère spasmodique qui se traduit en langage vulgaire par le terme de crampes d'estomac. Ce mot apparaît à chaque instant dans l'interrogatoire des malades. Les douleurs atteignent parfois un très haut degré de violence. Certains aliments et les excitants en particulier les provoquent presque à coup sûr. Rarement ces douleurs s'accompagnent de vomissements, elles peuvent disparaître pendant une certaine période de temps pour revenir ensuite avec une nouvelle violence et cela pendant bien des années. J'ai tenu à rapporter textuellement cette longue citation parce qu'elle est exacte en tous points.

Ces crampes ont une physionomie des plus variées quand le sujet appartient au sexe féminin, il est rare que les troubles nerveux se localisent à l'estomac, souvent il y a constriction à la gorge, palpitations, et même des convulsions générales, et c'est dans ce cas que le médecin est embarrassé, car il est autorisé à mettre les crampes sur le compte de l'hystérie. Il est impossible de dire combien de femmes ont vécu avec la lithiase biliaire, cachée sous les traits de l'hystérie.

Après avoir décrit les crampes d'estomac ou plutôt les légères coliques hépatiques, Cornillon ajoute : Je suis convaincu qu'en ce moment on pourrait rattacher la crampe à sa véritable cause, la lithiase biliaire, si on n'avait pas malheureusement de la tendance à ne voir dans toutes les affections douloureuses de l'estomac que de la gastralgie idiopathique et si dans tous les cas douteux, complexes, on avait la prévoyance d'examiner soigneusement les organes abdominaux et les matières excrémentitielles. Enfin, pour ne pas rendre interminable ce chapitre, nous citerons les deux conclusions auxquelles arrive Cornillon : 1° La dyspepsie douloureuse, crampe d'estomac, pesanteur épigastrique, etc., qui précédent fréquemment l'apparition lointaine ou rapprochée des coliques hépatiques les mieux caractérisées ne doit pas être regardée seulement comme un symptôme prodromique de cette dernière maladie, mais comme un véritable accès de colique peu intense à forme dyspeptique ; 2° dans les coliques hépatiques typiques, la dyspepsie douloureuse, nausées, vomissements, cardialgies, etc., jouent le rôle prépondérant quand elle ne constituent pas à elles seules toute l'affection. On a alors affaire à un accès fruste.

Nous avons consulté la thèse de Beaurieux : des pseudo-gastralgies et nous n'avons rien trouvé qui se rattache au foie, mais dans nos recherches nous avons trouvé dans le *Paris médical,* une leçon de M. le professeur Peter sur cette pseudo-gastralgie, que nous croyons le tableau le plus saisissant et mieux fait sur la matière. Nous le reproduisons en entier pour terminer ce long mais très important chapitre.

Selon Peter, la colique hépatique est souvent confondue avec la gastralgie en raison du siège de la douleur et l'absence d'ictère. Il fait le diagnostic différentiel suivant. Dans la gastralgie, la douleur épigastrique existe ordinairement avant l'ingestion des aliments et la douleur est exaspérée par le contact des aliments jusqu'à ce que la digestion stomacale soit terminée. Dans la colique hépatique pseudo-gastralgique, une douleur extrêmement violente se montre à l'épigastre, mais deux heures seulement après le repas.

Cette douleur arrache des cris au malade, dure de une à plusieurs heures, provoque des vomissements alimentaires et surtout bilieux et laisse après elle de la courbature diaphragmatique. L'appétit reste excellent, ce qui n'a pas lieu dans la gastralgie. Peter croit que la douleur pseudo-gastralgique est provoquée par le passage des aliments de l'estomac dans le duodénum et par l'issue de la bile à travers l'ouverture de l'ampoule de Vater. C'est pour cette raison que la douleur succède à la digestion stomacale, tandis qué la douleur de la véritable gastralgie apparaît dès que les aliments arrivent dans l'estomac. La colique hépatique pseudo-gastralgique se montre par accès de temps en temps ; probablement lorsque le volume des calculs biliaires qui traversent le canal cholédoque le permet, on observe un ictère concomitant produit par la rétention plus ou moins prolongée de la concrétion biliaire.

A l'époque où le professeur Peter faisait ces observations il se trouvait au n° 9, salle Sainte-Adélaïde, une femme de 28 ans, qui avait eu à intervalles de quelques mois quatre attaques de coliques hépatiques pseudo-gastralgiques, dont une seule avec ictère. Le troisième ou quatrième accès elle entra à l'hôpital, elle n'avait pas d'ictère ; elle se croyait atteinte d'une maladie d'estomac. On aurait pu se méprendre sur la nature de la maladie, mais les troubles fonctionnels, la nature des douleurs, le moment physiologique de leur apparition ont suffi pour établir le diagnostic que l'ictère de la troisième attaque rendait positif.

TRAITEMENT.

La première indication est selon Sénac, si compétent dans cette matière, de supprimer le mouvement congestif anormal dont la glande hépatique est le siège. Cette indication générale est d'une extrême importance et domine la thérapeutique des coliques hépatiques. Il suffirait de la bien remplir pour prévenir l'explosion des accidents qui s'annoncent presque toujours avant que la maladie devienne reconnaissable.

Les émissions sanguines, si oubliées aujourd'hui, sont indiquées dans ces cas ainsi que les sangsues à l'anus ou à la région hypogastrique. L'application de vésicatoires sur l'hypochondre droit est d'une grande utilité ainsi que les ventouses scarifiées. M. le professeur Peter croit que c'est à tort qu'on néglige cette intervention car il y a des cas où elle est d'une importance capitale, et Sénac dit : Toutes les fois que, chez un individu atteint de coliques hépatiques, la circulation est normale ou présente une activité exagérée, si la congestion du foie est appréciable, si, en même temps, il y a des phénomènes de pléthore, il ne faut pas hésiter à prescrire des émissions sanguines. Cette nécessité est plus grande encore si l'on a affaire à des sujets chez lesquels il y a eu suppression d'un flux hémorrhoïdal et chez les femmes à l'époque de la ménopause.

La seconde indication, d'après Sénac, c'est de régulariser l'excrétion de la bile et d'empêcher la stagnation de ce liquide dans les voies biliaires.

Lorsque la digestion se fait mal, la bile est versée dans le tube digestif d'une manière irrégulière, et d'un autre côté si l'excrétion trop abondante de ce liquide provoque des troubles digestifs, la diminution ou la cessation complète de son écoulement par le canal cholédoque est le point de départ d'une lésion des fonctions digestives et consécutivement de l'assimilation et de la nutrition.

Lorsqu'il existe des calculs hépatiques ou seulement de l'inflammation des voies biliaires, inflammation *sui generis* ou qui s'est propagée aux parties voisines, telles que le péritoine, l'estomac où le duodénum, il se produit une nouvelle cause de rétention biliaire. Sénac cite encore comme cause de retentissement de la bile, la paralysie des fibres musculaires contiguës à la muqueuse enflammée età cette occasion il revendique pour Gendrin l'honneur d'avoir, comme l'ayant consigné, formulé le premier la loi dite de Stokes.

Les précédentes lignes font bien comprendre qu'on doit régulariser l'état des digestions et régler le régime alimentaire.

Les repas doivent être réguliers, à des intervalles fixes ; non copieux ; la qualité des aliments doit être choisie. Aliments légers, pas d'excès de boissons spiritueuses ni irritantes épicées, etc. En règle générale, le malade doit éviter des aliments qui sont de difficile digestion. N'oublions pas les graisses qui peuvent, au double titre de substance de difficile digestion et favorables au dédoublement des composés biliaires, être nuisibles

Les purgatifs sont indiqués dans ces troubles prémonitoires : l'eau de Sedlitz, de Pullna, de Hunyadi-Janos, de 2 à 4 verres. On prendra aux heures des repas de l'eau de Vals, Ems, Carlsbad, Vichy. On doit la préférence à celle-ci.

Dans les crampes d'estomac d'origine hépatique M. le

professeur Peter conseille pendant l'accès les injections de morphine de 5 milligrammes, là où la douleur est la plus vive. Il traite le malade par l'eau de Vichy et donne en injection avant le repas 1 à 2 milligrammes de morphine.

Traitement de l'accès de colique hépatique, classique.

Les bains prolongés tièdes, 33°,34°, sont d'une grande utilité.

Kisch trouve qu'on néglige trop l'emploi de bains prolongés, c'est-à-dire ceux dans lesquels le malade reste plusieurs heures ou même un jour entier. Cela est d'autant plus regrettable que ces bains à 37 ou 38 degrés constituent un excellent moyen de calmer les nerfs et de stimuler la peau et les organes sécréteurs.

Les topiques médicamenteux ne sont pas d'une grande utilité.

Les injections d'eau froide sont utiles, mais surtout les injections de morphine.

Les lavements laudanisés ainsi que le suppositoire suivant sont conseillés par Senac. Extrait de belladone, 2 centigrammes; extrait d'opium, 2 centigrammes ; beurre de cacao, 2 grammes, pour un suppositoire, à demi-heure d'intervalle, jusqu'à 6 grammes ; les calmants, les antispasmodiques, narcotiques.

L'utilité de la médication alcaline est un fait démontré, elle doit toujours être employée.

La médication de Durande est très diversement appréciée, mais elle possède tant d'observations qui lui sont favorables que nous ne pouvons la passer sous silence, et il n'y a pas trop longtemps nous avons entendu M. le professeur Hardy la conseiller très chaudement,car dans ses mains elle avait donné d'excellents résultats.

Cette médication a souffert quelques modifications. Haller associe l'opium; Sœmmering substitue à la térébenthine le jaune d'œuf; Duparque donne |60 grammes d'huile de ricin pour 4 grammes d'éther.

M. Bouchut a proposé le moyen de dissoudre dans la vésicule les calculs par le chloroforme donné en potion.

Pour finir, citons quelques paroles de Poujol et la conclusion de Villemin :

Convenons de bonne foi que nous ne possédons pas plus de lithontriptiques biliaires que de lithontriptiques urinaires, que la pierre philosophale et la panacée universelle ne sont pas plus introuvables que de tels remèdes et que si l'enthousiasme ne se lasse pas d'en inventer, l'expérience et le bon sens finissent toujours par les proscrire.

Villemin si compétent dans cette matière et appuyé sur des faits cliniques, dit que le médicament eau de Vichy introduit par la circulation dans le sang et dans tous les organes a dissous les concrétions, ou qu'elles sont sorties de la vésicule sans un de ces efforts violents qui accompagnent d'ordinaire leur expulsion. Il faut supposer que les concrétions avaient été dissoutes et rendues friables par leur séjour au milieu d'une bile modifiée.

Pour finir, mentionnons le traitement chirurgical rarement employé.

OBSERVATIONS

I. M. le Dr Evrard, de Beauvais, m'a adressé en 1863 un malade sujet depuis sa jeunesse à de fréquentes migraines et qui depuis sept mois souffrait de vomissements très pénibles, ceux-ci se rapprochant de plus en plus avaient amené une diminution de forces. Trousseau et Barth appelés en consultation admirent une migraine de l'estomac et conseillèrent les eaux de Niederbronn. Pendant cette cure le malade eut plusieurs crises dont une plus douloureuse fut suivie de l'évacuation de calculs de cholestérine (Villemin).

II. Obs. de Villemin (Extrait). — Une demoiselle X... vient me retrouver pour des coliques hépatiques excessivement douloureuses avec ictère qui la retinrent au lit plusieurs jours. Antécédents donnés par son médecin. Depuis huit ans mauvaises fonctions digestives. Début par diarrhée qui se prolongeait plusieurs mois. Depuis trois ans la malade éprouva des crises, des douleurs violentes partant de l'hypochondre droit avec gonflement de cette région et se terminant par évacuations bilieuses. Pendant longtemps ces crises se répétèrent tous les 5, 6, 7 jours; entre les accès il existait de la constipation. Appétit capricieux, digestion pénible. Les deux derniers mois elle a eu deux crises moins fortes que les précédentes. La malade est notablement améliorée par son traitement de Vichy.

III. Obs. (Walder, rapportée par Trousseau).— Trousseau dans sa clinique rapporte le cas de M. Werner, un de ses élèves, qui lui dit avoir assisté une dame qui souffrait de crampes d'estomac survenant à la suite d'une forte émotion morale. Trousseau rapporte cette observation comme intéressante surtout pour la difficulté du diagnostic. M. Werner diagnostiqua des coliques hépatiques, le lendemain les douleurs ayant augmenté et la péritonite étant déclarée, je demandai, dit Werner, une consultation avec un des premiers médecins de Mulhouse. Celui-ci diagnostiqua une hépatite et me rit au nez quand je parlai de calculs. Un second confrère fut du même avis. La malade mourut, on fit l'autopsie et on trouva 25 calculs gros comme une noisette dans la vésicule, celle-ci crevée, la bile répandue dans le péritoine et un calcul plus gros que les autres engagé dans le canal.

Trousseau rapporte une intéressante observation de paraplégie et de phénomènes nerveux bizarres décrits dans la page 252 de sa clinique, t. III, 1877.

IV. Obs. de M. Cayol. — Une comtesse du faubourg Saint-Germain, Mme de G..., vomissait depuis plusieurs mois des matières semblables à du marc de café et présentait tous les symptômes du cancer du pylore. M. Cayol, médecin ordinaire de la malade, et MM. Récamier et Fouquier appelés en consultation inclinaient tous à penser que telle était en effet la nature de la maladie. M. Bretonneau venu en consultation à son tour, un mois après les deux célèbres praticiens que je viens de nommer, s'était fait rendre compte des circonstances précédentes, et ayant appris que cette dame avait eu de fréquentes atteintes de coliques hépatiques, soupçonna que les symptômes pouvaient être dus à la présence d'un calcul biliaire. Il proposa en conséquence d'essayer l'extrait de belladone que M. Cayol avait déjà employé seulement en frictions. Dès le lendemain soit effet du remède, soit coïncidence fortuite, un calcul gros comme le bout de l'index, de forme ovoïde avec une facette lisse sur une extrémité, fut trouvé dans les garde-robes. Les vomissements cessèrent, mais la malade réduite au dernier degré d'épuisement et de faiblesse s'éteignit deux jours après. Il est impossible de s'assurer par l'autopsie de l'état des organes. La famille ayant refusé la permission de la faire, M. Cayol a eu l'extrême obligeance de me communiquer ce fait dont déjà M. Trousseau m'avait entretenu et me montrer la moitié du calcul, qu'il avait partagé avec le célèbre médecin de Tours. Ce calcul formé de beaux cristaux cholestériques, est mural, avec une enveloppe épaisse, structure qui indique son ancienne formation (Fauconneau-Dufresne).

V. Obs. 6 (Cornillon). — Mme L..., 60 ans, habitant le département de la Sarthe, vient à Vichy en août 1878. Réglée à 15 ans, elle a ressenti de tout temps des douleurs d'estomac qui s'accentuèrent à 45 ans, époque de la ménopause. Depuis dix-huit mois environ elle a maigri et a éprouvé des crises gastriques périodiques, une seule accompagnée d'un ictère très léger d'après son médecin ordinaire Arrivée à Vichy, Mme L... eut un accès caractérisé comme les précédents par de la cardialgie avec de la tendance à la syncope, par des vomissements bilieux répétés sans manifestation du côté de l'hypochondre et sans augmentation bien nette du volume du foie. A la fin de l'abcès qui dura trois heures les sclérotiques étaient jaunes et les urines bilieuses. Le lendemain j'administrai un purgatif léger qui la fit évacuer considérablement. Pendant les trois jours qui suivirent les selles furent décolorées. Mme L... partit au bout d'un mois de traitement dans un état très satisfaisant.

VI. Obs. 7 (Cornillon). — Mme P..., 45 ans, habitant les environs de Paris, vint à Vichy en juin 1878. Son premier accès de coliques hépatiques eut lieu en décembre 1870, mais elle ne put se rendre à nos thermes qu'en 1876. Pendant ses crises, ses souffrances consistaient uniquement en vomissements bilieux avec douleur épigastrique et ictère très léger. Elle ne ressentait rien de pénible du côté du foie. Lorsque je l'examinai, je trouvai cet organe dépassant de deux travers de doigt le rebord de fausses côtes et très dur. Les sclérotiques étaient jaunes. Il y avait près d'un an que Mme P... n'avait pas eu d'accès.

VII. Obs. 32, de Villemin. — Dyspepsie, lenteur extrême des digestions, constipation opiniâtre pendant bien des années, il s'y joint quelques douleurs passagères au foie sans ictère. Enfin une crise de colique hépatique éclate. La malade reste exempte pendant trois ans à la suite d'une crise à Vichy. Récidive annoncée par les mêmes phénomènes gastro-intestinaux.

VIII. Obs. 33, de Villemin. — Le début de la maladie marqué par une diarrhée prolongée, dyspepsie pendant cinq ans, crises fréquentes se terminant par d'abondantes évacuations bilieuses. Effet favorable de la cure à Vichy.

IX. Obs. 36, de Villemin. — Crampes d'estomac depuis quelques années. Symptômes nerveux graves au début d'une affection calculeuse du foie ayant fait craindre une maladie de l'encéphale. Bon effet du traitement alcalin.

X. Obs. 37, de Villemin. — Affection rhumatismale ancienne. Une dyspepsie, vertige stomacal au bout de deux ans, colique hépatique.

XI. Obs. 38, de Villemin. — Accidents dyspeptiques, tumeurs de la vésicule distendue par les calculs. Bruit de collision, colique hépatique.

XII. *Obs. de Sénac* (Extrait). — M. X..., homme de 38 ans, fort quoique frêle en apparence. Pas d'antécédents héréditaires. La mère souffre de migraines et d'ulcères variqueux. Elle a un frère scrofuleux, l'autre paraît asthmatique. Avant les accidents qui amènent M. X... à Vichy, il n'a pas été sérieusement malade. Il a eu les premières manifestations de la syphilis, mais pas les secondaires. Pas de migraines ni d'hémorrhoïdes. Dépôt d'acide urique dans ses urines. Depuis quatre ans il commença à éprouver dans la région épigastrique des douleurs caractérisées par de violentes crampes d'estomac venant après les repas et qui se sont accompagnées de vomissements. Au commencement ces douleurs disparaissaient promptement, mais elles vont toujours en augmentant. Le malade a remarqué qu'à la suite de ces accidents ses urines devenaient plus foncées que d'habitude. Le médecin qui traitait alors M. X... diagnostiqua : douleurs rhumatismales de l'estomac. Il y a trois ans le malade a eu une colique hépatique bien caractérisée, suivie de ballonnement du ventre et de symptômes qu'on pouvait attribuer à une hépatite, bien qu'il n'y eut pas d'ictère. La maladie fut grave et dura longtemps. Depuis lors cinq ou six accès de coliques hépatiques. Les quinze premiers jours de mars la douleur fut persistante et intense. L'ictère pour la première fois se montra et n'avait pas encore disparu quand au comcencement d'avril il eut un nouvel accès qui dura deux jours. L'ictère reprit son intensité. Au mois de mai il eut une serie d'accès qui dura douze jours. On n'a pas trouvé de calculs dans les fèces. Les douleurs sont calmées par les injections de morphine, par le Dr Remilly qui soigne le malade depuis le mois de mars. Celui-ci doute de la nature calculeuse de l'affection. Lorsque nous voyons X..., il n'a pas de crises, depuis trois semaines, et cependant un prurit très caractéristique. Etat général satisfaisant. Appétit bon. Bonne digestion. Décoloration des matières ; urines foncées. Sensibilité à la palpation de l'hypochondre droit. On ne sent pas bien le foie, mais il y a un léger empâtement de la région. Bains quotidiens avec moitié d'eau minérale et l'eau de la Grande-Grille en boisson (trois verres par jour) augmentant jusqu'à six. Les premiers jours tout alla bien ; il survint alors plusieurs crises de coliques hépatiques bien caractérisées, accompagnées de légers mouvements fébriles. Sensibilité de la région hépatique. Quatre à cinq jours après, revenant tous les deux jours, douleurs très violentes. Injection sous-cutanée de morphine après avoir essayé d'autres médicaments. Les douleurs cessèrent complètement. Les injections d'eau fraîche calmèrent les douleurs, mais elles revenaient quelque temps après. Nouveaux accès de violence extrême, et le traitement paraît à la fin calmer ses souffrances. Le 23 juillet le malade quitte Vichy très amélioré. A Vichy on ne trouva pas de calculs dans les selles. A Paris les accès recommencèrent jusqu'à janvier où il eut une crise terrible, et le malade fut en danger. Cette crise a été la dernière. Le malade va à Vichy. Il dit que c'est plutôt par diversion que par besoin. Il se croit guéri. On n'a jamais trouvé de calculs.

XIII. *Obs. CXLIX* (Frerichs). — Le comte G..., âgé de 50 ans, mais bien conservé, vint au printemps de 1856 à Carlsbad à cause d'un ictère léger qui s'accompagnait d'un léger gonflement modéré du foie et d'une constipation habituelle. Les eaux produisirent une amélioration passagère, mais dès le mois de juillet la peau redevint d'un jaune pâle. Des douleurs sourdes se firent sentir dans l'hypochondre droit. L'appétit disparut et les fonctions intestinales devinrent de plus en plus paresseuses.

Depuis plusieurs jours le malade était resté sans aller à la garde-robe, et le médecin de la maison avait cherché en vain à vaincre cette constipation à l'aide de la rhubarbe, de l'eau Friedrichsshall, d'une infusion de séné composé, etc., etc. Le calomel employé en dernier ressort resta également sans effet. Bientôt les vomissements parurent, le ventre se gonfla et se tendit de plus en plus sous l'influence d'une tympanite toujours croissante. Cependant il resta indolent.

Dans le commencement, les vomissement consistaient en un liquide muqueux d'un jaune verdâtre. Plus tard ils prirent une couleur jaune sale, devinrent fétides et finirent par prendre une odeur évidemment stercorale. En outre, il y avait de la dyspnée, beaucoup d'anxiété. Les extrémités étaient froides. D'après mon conseil, on renonça aux purgatifs, et à la place on employa la glace jointe à de petites doses de morphine .Pour agir sur la fonction de l'intestin on eut recours à de grands lavements d'eau tiède souvent répétés. Les vomissements cessèrent ; le malade devint plus calme, mais l'intestin resta obstinément clos.

L'emploi d'un lavement composé d'infusion de feuilles de belladone ne produisit d'abord aucun effet. On le répéta le soir et il fut suivi d'un sommeil agité interrompu par du délire, de la dilatation des pupilles, enfin des signes de l'intoxication belladonée. Le lendemain on reprit les lavements d'eau tiède jusqu'à midi où le liquide rendu commença à se colorer; sur les deux heures une selle copieuse, fut rendue en provoquant de vives douleurs dans le sphincter. Dans cette selle on découvrit un corps rond comme une balle, brun et gros comme une noix, qui soumis à l'examen fut reconnu pour une pierre de cholestérine d'une structure rayonnée et entourée de fèces épaisses de 9 millimètres.

L'effet de la belladone continua de se faire sentir pendant plusieurs jours au bout desquels la guérison devint complète.

XIV. *Obs. LXV* (Murchirson. Extrait). — J. K..., 48 ans, entre à l'hôpital Middlesex le 28 octobre. Bien portant jusqu'au mois de juin où il commença à perdre l'appétit, à être abattu. Il éprouva du malaise et de la flatulence après le repas. A cette époque il s'enfonça un clou dans le gros orteil gauche qui produisit un petit abcès qui persista à donner de la suppuration. Le 20 octobre il fut pris d'un violent frisson avec tremblement qui dura trois heures et fut suivi d'une douleur assez vive dans la région du foie avec vomissements verts, amers, et céphalgie. Deux jours après ictère. L'ulcération du foie s'étendit et le gros orteil devint noirâtre. Le foie est augmenté de volume, ainsi que la vésicule. La langue est humide, jaune, épaisse ; constipation; décoloration des excréments. L'urine outre le pigment biliaire contient de l'albumine, des granulations et cylindres graisseux. Mort par urémie le 21 novembre.

Autopsie.— Un calcul noirâtre, gros comme une noix, et un petit fragment de la même substance dans la vésicule biliaire. Muqueuse de l'estomac et duodénum très injectés avec petites ecchymoses. Le rein présente des ulcérations du mal de Bright.

XV. *Obs de M. Guibert* (Extrait). — Marie Jouy, 50 ans, marchande de musique, grosse et grasse; bien réglée jusqu'à 48 ans de bonne santé habituelle. Le 15 octobre elle fut prise de frissons qui revinrent les jours suivants accompagnés d'anorexie et céphalalgie, et continua malgré cela son travail jusqu'au 12 janvier. A cette époque parurent des nausées, coliques vagues, douleurs vives à l'épigastre et l'hypochondre droit, de la constipation et les urines devinrent très foncées. Ictère. Le 27 elle entra à l'hôpital avec beaucoup de fièvre et un petit tremblement. Ictère très prononcé. Langue blanche, sèche; soif vive; agitation; parole entrecoupée; mouvements désordonnés par suite de frissons agitant tous les muscles. Respiration haletante; cris; soupirs; douleurs à l'épigastre accrue par la pression. Elle expire le 28 soir au milieu d'une grande agitation. A l'autopsie on trouve la vésicule adhérente au pylore et la séreuse apparaît très épaissie. Au canal cholédoque on trouve un calcul le bouchant. Pas de bile dans le duodénum. La bile contenue dans le canal biliaire est grisâtre, mêlée de fragments noirs, comme pulvérulents qui se retrouvent dans les conduits biliaires du foie. Dans le duodénum il existe un large abcès ouvert.

XVI. *Obs. de Parral.* (Extrait).—M. H..., âgé de 72 ans, bien portant, éprouva un érysipèle qui fut traité par des vomitifs et purgatifs, et « à la suite de ce traitement, l'estomac commença à « n'exécuter qu'imparfaitement ses fonctions; quelques mois « après elle eut presque chaque matin des vomissements glaireux « avec un sentiment douloureux dans la région de l'épigastre et « l'hypochondre droit. » Deux ans après elle fut un peu améliorée; mais trois ans plus tard elle commença à souffrir de douleur vives à l'épigastre, vomissements bilieux de temps en temps, diminution de l'appétit, langue sale, jaunâtre, à bords rouges, constipation. « Les purgatifs pris à cette époque augmentèrent les souffrances. »

Dysentérie dissipée. Les douleurs augmentent ainsi que les vomissements, on conseille *la diète, boissons* rafraîchissantes, potion calmante, et il y eut du mieux. Ce régime n'étant pas continué, les symptômes reparurent, les vomissements plus fréquents, formés par les matières alimentaires prises quelques heures auparavant : douleurs dans l'hypochondre droit, *vers l'épaule et le dos*, constipation opiniâtre, inquiétude, insomnie, à cause de sa faiblesse et de ses douleurs, la malade s'alite, vomissements *mélaniques assez abondants pendant* trois ou quatre jours, suivis de déchirements violents de toute la *région épigastrique* surtout vers le pylore. Figure et tout le corps, *jaune-paille* bien tranché, *accès fébrile* le soir, langue rouge, poisseuse. Diagnostic de consultation : *cancer du pylore*; on prescrit des calmants. Malgré le traitement, les vomissements augmentent, hoquet, renvois nidoreux, douleurs suivant le trajet de l'œsophage avec sensation de vives douleurs. Cette période de la maladie commence au commencement du mois de mai, vers la fin, la moindre cuillerée de liquide provoque des cris. Le 3 juin commence la diarrhée colliquative et le 13 le malade meurt dans le plus grand épuisement.

Autopsie. — Rien à noter du côté du cœur, poumon, œsophage. L'estomac est aminci dans son grand cul-de-sac.

La muqueuse de la région pylorique est ardoisée, d'épaisseur double. Le pylore est un peu rétréci, ses parois ont trois lignes d'épaisseur. Duodénum très rouge, à un pouce environ de la valvulve pylorique, vers la région antérieure du duodénum, existe une ouverture à peu près ronde de 2 lignes de diamètre qui conduit par un trajet légèrement oblique et a très peu d'étendue dans la vésicule biliaire qui est remplie exactement par deux calculs volumineux, l'un ovale, l'autre en losange. Ces calculs sont placés de manière à faire une compression sur le pylore. Le foie est très volumineux, friable. Le canal cholédoque contient un sédiment rougeâtre, espèce de dissolution de la matière formant les calculs contenus dans la vésicule, ses parois sont épaissies.

XVII. *Obs. de M. le professeur Charcot.* — Nous empruntons à l'excellente thèse de Magnin, la suivante observation que lui-même dit devoir à l'obligeance de M. le professeur Charcot.

Fièvre symptomatique de lithiase biliaire, accès anormaux de

coliques hépatiques. — M. P. âgé, de 70 ans, d'une bonne constitution, a toujours habité Paris, et n'a jamais eu d'autres maladies
qu'une *dyspepsie flatulente*, existant depuis quelques années et
pour laquelle il se rendit à Vichy plusieurs fois; jamais il n'a eu de
fièvre intermittente, et n'a jamais été exposé à l'influence palustre,
jamais antérieurement à l'année 1867, il n'a eu ni colique hépatique ni jaunisse.

Le 16 décembre 1867. Pour la première fois il fut pris d'un *frisson
violent, avec tremblement de tout le corps*, analogue à celui qu'on
observe dans la fièvre palustre, et ces accès de fièvre, durent
de 10 heures du matin à 5 heures du soir; puis survint une
apyrexie complète, et le malade put reprendre ses occupations
habituelles.

Le 20. Un nouveau *frisson très-intense* se manifesta dans *la nuit*,
vers 11 heures du soir, en même temps que se déclarèrent des
vomissements et une violente douleur dans la région épigastrique.
On prescrit: 1 gramme de sulfate de quinine, des applications calmantes sur des points douloureux, et le malade, le lendemain
était complètement rétabli.

Ces accidents semblaient définitivement conjurés, quand le
13 février 1868, un *frisson intense se manifesta, accompagne de
maux de cœur sans aucune douleur, dans l'hypochondre ni l'épigastre.*

Le 25 du même mois. *Nouveau frisson.*

Le 8 mars. Encore un *frisson* sans douleur, envie de vomir.
On donne le sulfate de quinine comme le jour précédent.

Le 18. Vers 10 heures du soir, même accident.

Le 27. Un *frisson survient avec chaleur et sueur*, à la suite d'une
colique très-douloureuse ayant son siége au niveau de l'épigastre.
A ce moment M. Charcot supposa l'affection calculeuse de donner
lieu à ces étranges accidents et soumit son malade à la médication
alcaline.

Le 30. Vers 2 heures du matin un frisson se déclara avec des
envies de vomir, puis survient une colique très douloureuse qui
se prolonge jusqu'au lendemain vers midi. Le malade se porta
parfaitement bien jusqu'au 18 ou 19 d'avril, époque à laquelle il
éprouva une fièvre très-vive qui apparut le lendemain pour se
reproduire la nuit du 22 au 23, avec un violent frisson sans aucune
douleur dans l'hypochondre droit, ni à l'épigastre.

Le 1er mai. Il fut réveillé par un violent frisson, avec chaleur à la peau et accélération du pouls ; sur les conseils de M. Charcot, ce malade se rendit à Vichy, sans vouloir toutefois croire au diagnostic porté par son médecin.

Pendant son séjour aux eaux, il eut une colique qui se manifesta avec peu d'intensité, et il revint à Paris parfaitement bien portant.

Il jouit d'une excellente santé jusqu'au mois de janvier 1869.

Le 8 de ce mois. Un nouveau frisson suivi de chaleur, se déclara.

Le 9. Le malade est pris d'un accès de colique hépatique revêtant une forme des plus graves et des plus douloureuses. M. Charcot est mandé en hâte et il trouve son malade couché par terre en proie à des douleurs atroces, localisées au niveau de l'épigastre sans irradiation dans l'hypochondre droit, le pouls était fréquent et petit, la peau froide, un frisson intense avec tremblement général du corps donne à cet accès un aspect cholériforme des plus inquiétants. Immédiatement on administre au malade une dose d'opium assez élevée, donnée par pilules d'un centigramme progressivement comme on le fait au moment de chaque accès douloureux depuis que l'affection avait été reconnue. Le calme se rétablit assez rapidement et tous ces accidents cessèrent peu à peu.

Le 30. Il se déclara un nouveau frisson sans fièvre, et le malade, se porta bien jusqu'au 14 mai dernier, époque à laquelle M. Charcot le vit pour la dernière fois et l'envoya aux eaux de Vichy. Jamais dans le cours de ces accidents, il ne se développa d'ictère. L'urine n'était pas plus foncée que d'ordinaire au moment des accès ; quant aux matières fécales, il a été toujours impossible d'obtenir du malade qu'elles fussent gardées.

XVIII. *Obs. de M. Regnard.* — Adolphe Jean, 68 ans, cocher, entre le 7 avril 1873, à l'Hôpital Saint-Antoine, salle Saint-Louis, 32. Service de M. Dumontpallier. Cet homme a, pendant de longues années abusé de liqueurs alcooliques ; jamais pourtant, il n'avait eu le foie atteint, ses artères étaient athéromateuses. Le cœur présentait un léger souffle à la base, les poumons étaient emphysémateux et remplis de râles bronchiques. Les digestions étaient depuis longtemps mauvaises, mais jamais il n'avait eu d'accidents aigus ; c'est dans cet état peu caractérisé que le malade fut admis.

Peu de temps après son entrée, il eut des douleurs vagues dans l'hypochondre droit, pas d'ictère, des selles incolores, des urines acajou, quelques vomissements bilieux. La sensibilité du foie ne s'oppose pas à la percussion et on note une légère augmentation de volume. L'ictère d'ailleurs ne tarda pas à disparaitre, et la bonne santé du malade revint. Il allait quitter le service, quand un nouvel ictère reparut, et s'accompagna de phénomènes spéciaux. La peau fut plus colorée, les urines plus rouges, il y eut quelques hémorrhagies par la bouche. A ce moment apparurent les accès intermittents. Ces accès survenaient plus souvent le soir que le matin. Le frisson commençait avec violence, il nous est arrivé de voir le lit remuer, après trois quarts d'heures survenait une grande chaleur, enfin, succédaient des sueurs profuses. Les draps étaient traversés, il fallait plusieurs fois changer la chemise du malade. L'urine qui, les jours précédents avait été peu abondante augmentait ce jour là sensiblement malgré la sueur, nous avons vu sa quantité passer brusquement de 700 à 2,000 gr.,

Le retour des accès fut très-régulier, tantôt il revenait tous les 4 jours, puis tous les 2 jours, puis tous les jours, vers la fin de la maladie, ils se passèrent, et le 9 septembre, ils disparurent pour ne plus revenir.

Le sulfate de quinine donné à profusion, ne parvint même pas à retarder l'heure de leurs débuts.

Il semblait qu'à chaque crise l'ictère augmentait, mais c'est un élément bien difficile à apprécier.

Un peu d'ascite se manifesta puis disparut en même temps que l'ictère s'effaça; le malade revint encore une fois à la santé.

Mais le 6 juin, un nouvel ictère reparut accompagné de frissons. J'étudiais en ce moment l'augmentation de l'ictère dans la fièvre paludéenne; j'eus l'idée de rechercher cette augmentation dans la fièvre hépatique, il y avait toujours discordance entre les deux tracés, L'urée diminuait quand la température augmentait.

A ce moment aussi la tyrosine put être constatée deux fois dans l'urine, fébrile, évaporée. J'ai placé sous les yeux de la Société les deux courbes recueillies pendant toute la durée des accès (3 mai). Je reproduis ici la partie la plus intéressante.

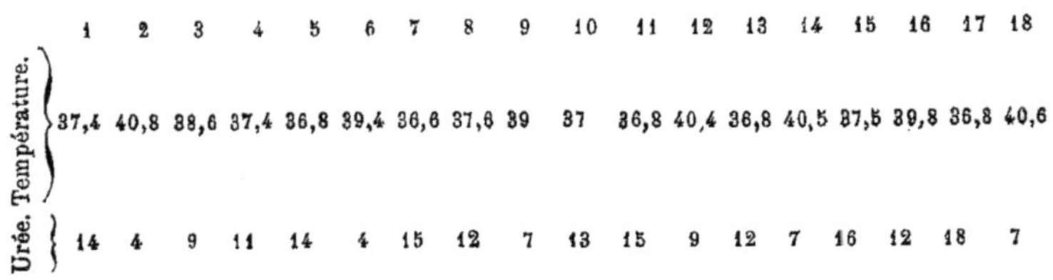

DATES D'AOUT.

	1	2	3	4	5	6	7	8	9	10	11	12	13	14	15	16	17	18
Température.	37,4	40,8	88,6	37,4	36,8	39,4	36,6	37,6	39	37	36,8	40,4	36,8	40,5	87,5	39,8	36,8	40,6
Urée.	14	4	9	11	14	4	15	12	7	13	15	9	12	7	16	12	18	7

Les températures inscrites sont celles du soir, les jours d'accès. La maladie dura 92 jours, il y en eut 31 accès dont 4 furent incomplets, et marqués seulement par des stades de frissons.

Pendant les jours apyrétiques, le malade était assez bien portant, mangeait assez, il ne marchait pas facilement. Un jour qu'il fit un exercice plus violent, il fut aussitôt pris d'un frisson qui obligea de le porter dans son lit.

Vers le 12 août, l'ictère s'effaça, depuis quelques jours, déjà les matières colorantes de la bile avaient disparu des urines. En revanche l'ascite revint et augmenta considérablement jusqu'au 7 septembre, ce jour là il y eut le dernier accès de fièvre; le malade vécut pourtant encore un mois ayant peu d'appétit, beaucoup de diarrhée, et l'ascite augmentant toujours. La circulation collatérale reparut sur la paroi abdominale, et le 16 octobre, on fit une paracentèse qui donna issue à 11 litres de sérosité citrine.

Cette sérosité ne contenait que 2 grammes d'urée par litre, ce qui est inférieur à la normale.

Le malade mourut le 19 octobre, sans agonie, et après quelques heures de délire tranquille.

Autopsie. — A l'ouverture du corps, il s'échappa environ 6 litres de serosité contenue dans le peritoine, en même temps il existait dans la plèvre droite un épanchement assez considérable, circonscrit par de fausses membranes. Cet épanchement repousse le foie, de sorte que cet organe, bien que diminué de volume, avait conservé ses rapports normaux avec les fausses côtes.

Vu extérieurement, le foie était petit, bleuâtre, ardoisé, sa surface ne présentait d'ailléurs aucune adhérence avec les organes voisins.

La vésicule ayant été vidée, le poids se trouve de 1,250 gr.

A la coupe, le tissu était dur, et criait sous le scalpel ; les veines hépatiques étaient gorgées de sang, ce qu'il y avait de plus remarquable, c'est que les canaux biliaires intra-hépatiques, très dilatés, et dont un grand nombre présentait le calibre d'une plume d'oie, laissaient écouler un liquide verdâtre, épais, rempli de petits calculs noirs et en certains points, une véritable boue calculeuse ; dans quelques endroits, d'ailleurs rares, le liquide était caséeux et ne s'écoulait pas.

Autour de chaque orifice de canaux biliaires, on voyait une zone de tissu très-pigmenté, adhèrant à la paroi du canalicule, et l'empêchaut de s'effacer.

Ni le canal hépatique, ni le canal cystique n'étaient oblitérés. Et on arrive à la vésicule qui présente son volume ordinaire et son épaisseur normale. Elle était remplie d'une bile jaune, parfois épaisse et opaque, au fond se trouvait une boue calculeuse, d'un noir foncé contenant une grande quantité de calculs à facettes dont les 26 plus gros égalaient le volume d'un pois.

Le canal cholédoque était très dilaté, son diamètre était d'un cen-timètre et demi. Tout près de l'ampoule de Water on trouvait un gros calcul noir, mais de la même nature que les autres, présen-tant la forme d'un cylindre, 1 centimètre 2 de diamètre sur 1 cent. 3 de longueur, et offrant le volume d'une noisette.

En arrière de lui, dans le canal élargi en ampoule on trouvait une quantité innombrable de très petits calculs dont le volume varie depuis la tête d'une épingle jusqu'à la poussière la plus impalpable. On aurait dit du charbon grossièrement broyé. L'obstruction n'était pas complète car on voyait manifestement dans le duodénum et dans l'estomac la même bile jaune que contenait la vésicule.

Les ganglions du petit épiploon étaient noirs et indurés.

Les poumons étaient blanchâtres, crépitants, emphysémateux et laissaient écouler à la coupe un liquide spumeux.

Les reins étaient sans lésion. Le droit pesait 160 gr., le gauche 125 gr.

La rate était très petite, très noire et friable. Poids 150 gr. La crosse de l'aorte contenait quelques plaques calcaires.

Les autres organes absolument sains.

XIX. *Obs. de M. le professeur Peter* (Empruntée à la thèse de Mossé. — Femme de 29 ans. Dyspepsie habituelle pendant qu'elle était jeune fille. Première attaque de colique hépatique à 25 ans, neuf jours après sa première couche. Crises très fréquentes depuis cette époque ayant nécessité la première fois l'admission à l'hôpital (avril, mai 1877). Retour assez fréquents de crises coïncidant souvent avec le moment de ses règles et déterminant une ou deux fois la rentrée de la malade à l'hôpital. Service de M. le professeur Peter, 30 janvier 1877. Pendant tout le mois de décembre, la malade a eu plusieurs accès de coliques hépatiques et une légère bronchite. Jusqu'au 14 février retour assez fréquent de crises, mais à partir de ce moment jusqu'au 23 février, jour où la malade a quitté l'hôpital, on a pris régulièrement la température dans l'aisselle droite, l'hypochondre droit, hypochondre gauche. Les crises se sont répétées souvent, on a même dû employer le chloroforme pour les combattre. Le tracé qui reproduit les trois courbes est extrêmement intéressant et peut être interprétée de la façon suivante :

1° D'une manière générale, malgré l'existence des crises très rapprochées et très intenses, l'apyrexie a été complète depuis le 14 janvier jusqu'au 23 février, sauf : 1° du 1er au 3 février; 2° du 9 au 11; 3° du 19 au 21 du même mois. Température axillaire, plusieurs fois même au-dessous de 37°.

La température de l'hypochondre droit a été régulièrement supérieure à la température axillaire qui était elle-même supérieure à la température de l'hypochondre gauche.

Cette régularité a été intervertie au moment des deux perturbations signalées plus haut où la température centrale a dépassé les deux autres, notamment le 1er février où il y a eu des crises très violentes avec frissons et refroidissement des extrémités. Les températures au moment des perturbations ont été les suivantes :

Première perturbation :

	T. ax.	T. hyp. droit.	T. hyp. gauche.
1er février,	40,2	39	38,6
2 —	38,4	37,8	37,5
3 —	38,2	37,2	37
4 —	38.2	37,4	38

A partir de ce moment les températures reprennent à peu près leur ordre habituel de superposition.

Deuxième perturbation :

	T. ax.	T. hyp. droit.	T. hyp. gauche.
10 février,	37,2	37,1	37
11 —	37,4	37,1	37,8

Troisième perturbation :

	T. ax.	T. hyp. droit.	T. hyp. gauche.
20 février,	39,2	38,2	38,8
21 —	38,1	37,8	37,5

XX. Obs. 35, Villemin. — Colique hépatique précédée pendant plusieurs années de suffocations subites avec sentiment de constriction à l'épigastre sans autre signe d'affection calculeuse du foie. Une femme d'une constitution robuste me fut adressée en 1858, par M. le Dr Laugier de Vienne, avec la note suivante :

Depuis quelques années Mme X..., se plaignait de temps à autre de suffocations subites avec un sentiment de serrement, de contriction à l'épigastre et dans le sternum. L'auscultation ne fit rien découvrir d'anormal au poumon ni au cœur. Un état de congestion pléthorique n'expliquait pas non plus suffisamment ces symptômes. Depuis dix-huit mois environ, j'ai cru pouvoir les rapporter à des crises calculeuses du foie, crises encore incomplètes et mal déterminées. Il y a un an, les suffocations sont devenues très violentes. Mais cette fois avec tout le cortège symptomatique de calculs biliaires. Pendant huit à dix jours, les accès de coliques ont été violents et à plusieurs reprises portés jusqu'à l'imminence de syncope. La vésicule fortement distendue se dessine nettement sous les fausses côtes droites; mais ni pendant, ni après les accès, il ne m'a été donné de constater une hypertrophie du foie ou des symptômes d'hépatite. Les suffocations en tout semblables à celles qui s'étaient manifestées antérieurement suivaient une marche parallèle à celle des accès. Depuis un an, la malade a été soumise à la médication alcaline associée aux purgatifs. Les crises ont menacé plutôt qu'elle n'ont reparu, et si j'insiste pour que Mme X... se rende à Vichy, c'est que je suis convaincu que le mal ne fait que sommeiller. A son arrivée j'examinai la malade attentivement. Je trouvai tous les organes à l'état normal à en juger par les résultats de l'auscultation et de la percussion. La crue ne présenta aucune particularité. Elle eut un bon résultat puisque de cette époque, juillet 1858, jusqu'à celle de mes dernières information, avril 1861, il n'y a pas eu une seule crise intense comparable à celles qui avaient eu lieu auparavant. Mme X... que j'ai vainement engagée à redoubler sa cure éprouve fréquemment des douleurs sourdes dans la région gastro-hépatique avec des symptômes dyspeptiques.

XXI. *Obs. de M. le professeur Buisson.* — Mlle Joséphine X...,
22 ans. Au commencement du traitement elle se plaignit de douleurs dans l'épigastre et l'hypochondre gauche auxquelles se joignirent des vomissements tantôt sanguinolents, tantôt bilieux. Plus tard les signes d'une lésion vers la base de la poitrine se manifestèrent, mais ils disparurent bientôt pour faire place au retour de douleurs épigastriques et aux vomissements. Quelques moyens thérapeutiques empruntés aux astringents opiacés suspendirent pendant quelque temps ces symptômes. Mais quelques mois après la douleur de l'épigastre et de l'hypochondre droit se réveilla plus forte que jamais et sembla préluder à des vomissements noirs dont la matière obtenue par l'évaporation ressemblait à du charbon porphyrisé. La malade rejette une certaine quantité de ce liquide jusqu'à sept ou huit fois par jour, elle avait des syncopes fréquentes produites par la faiblesse qui suit ces vomissements.

D'autres fois la matière rejetée se présente sous forme de masses concrétées dont la plus volumineuse aurait à peu près le développement d'une noisette; leur forme était inégale, leur surface poreuse et leur couleur d'un noir mat et uniforme. Notre collègue M. Bérard voulut bien en faire l'analyse et reconnut que c'étaient des calculs biliaires formés d'une substance carbonée, résultat d'une altération de la matière colorante de la bile et entièrement analogue à la variété rose de calculs indiqués par les expériences de Powel. La malade qui fournit ces concrétions n'éprouva qu'un médiocre soulagement des divers moyens qui furent employés. Son état pathologique se prolongea encore deux ans, période pendant laquelle les nouvelles concrétions furent rejetées à divers intervalles, soit par les vomissements, soit par les selles, et s'accompagnèrent de symptômes bizarres assez rares, parmi lesquels nous nous bornerons à signaler des phénomènes de catalepsie et de coloration noire de plusieurs liquides sécrétoires. La mort a terminé en 1842 cette succession de phénomènes insolites. Pas d'examen cadavérique. (Fauconneau-Dufresne.)

XXII. *Obs. de Fauconneau-Dufresne.* (Extrait.) — Mlle C..., 27 ans, bonne constitution, fut prise l'année 1835 de douleurs dans la région hépatique. Ces accès se répètent quatre à cinq fois par an. Elles durent d'une à cinq heures. Le plus souvent ces attaques avaient lieu au repas et alors elle vomissait tous les aliments pris. Prises pour des accès nerveux, ces douleurs furent traitées par les antispasmodiques, etc. Ces douleurs se rapprochèrent et devinrent plus intenses. La malade remarqua que ces accès étaient précédés d'un grand bien-être, de telle façon qu'elle avait l'habitude d'annoncer les crises. A ces douleurs variées et aiguës, elle oppose pour les soulager les changements de position les plus bizarres. C'est ainsi qu'elle se mettait à genoux, penchait le corps en avant et mettait la tête par terre. L'année 1844 elle eut la fièvre typhoïde, elle fut guérie mais ces accès devinrent très violents jusqu'au mois de mars 1845, se présentant à l'époque des règles, avant, pendant ou après, mais sans la déranger. En mars elle eut une attaque très intense qui se prolongea trente-quatre jours. Pendant ses attaques elle présente la plus grande agitation. Le 6 avril elle se calma un peu, et alors elle remarqua qu'elle devenait jaune. Ses douleurs cessèrent complètement le 15 avril et l'ictère disparut à la fin du mois. Ce fut la malade même qui, vers le milieu du mois, aperçut dans ses garde-robes des corps qui surnageaient sur l'urine et qu'elle fit recueillir ; en quelques jours elle en avait trouvé plus de 60 gros comme le bout de l'index, bruns, à trois angles. MM. Prin et Bernard, de Moulins, médecins de la patiente, avaient depuis quelques années le soupçon de l'affection calculeuse, l'apparition de l'ictère avant l'évacuation des calculs avait changé ces soupçons en certitude. Pendant sa longue maladie elle a été très diversement traitée. On avait même donné la quinine contre la périodicité des accès, on avait appliqué des sangsues à l'hypochondre. On avait donné des anthelmintiques croyant à la présence de vers dans les premières voies intestinales. Dernièrement on l'envoyait à Vichy.

Mlle C... a fait une station à Vichy dans l'intervalle de sa maladie en 1844 et est restée dix-huit mois sans avoir d'accès, mais ses douleurs reparurent; elles avaient pris leur première forme; elle est revenue à Vichy en 1844. La grande attaque de 1844 fut suivie d'ictère et d'évacuation de calculs, on la croyait due au long repos au lit pendant sa fièvre typhoïde. Après son séjour de Vichy elle se porte bien et est venue à Paris parce qu'elle note un affaiblissement de la vue de son œil droit. Guérie de son œil, la malade consulte Fauconneau-Dufresne qui a eu d'elle les précédents détails. La malade paraît jouir d'une bonne santé, conservant cependant un léger ictère. Le bras droit reste faible, ses mouvements sont pénibles, le moral s'en est ressenti et la malade avoue que sa mémoire et la netteté de ses idées n'ont pas leur état ordinaire. Les garde-robes contiennent souvent des corps noirs qu'elle croît être des concrétions dissoutes. Je conseille à la malade : eau de Vichy, régime doux, légumes herbacés, exercice à pied et grand air, sirop purgatif alcalin, de temps en temps purgatif salin, eau de Sedlitz, 32 grammes.

XXIII. *Obs.* communiquée par M. le professeur Trousseau. — Histoire de la maladie extraordinaire du D[r] Th. de G..., écrite par lui-même. Prise dans l'ouvrage sur les affections calculeuses de Fauconneau-Dufresne.

Dès 1832, je ressentis dans l'hypochondre gauche, au niveau des cinq dernières côtes, un sentiment de pesanteur avec tiraillements incommodes et continuels, mais sans douleurs bien aiguës. Je l'attribuais à des adhérences que je supposais exister à la suite d'une pleurésie de ce côté que j'avais eue vers la fin de 1831.

A la même époque, je ressentis des douleurs dans le poignet droit, simulant celles qui résultent d'une entorse. Je les attribuais à l'habitude d'avoir une cravache à la main du matin au soir et à la fatigue que donnent de longues écritures. Il en fut ainsi jusqu'en 1836. Alors il se fit dans mon état des changements notables. De

1836 à 1840, chaque année les mêmes phénomènes se sont mani-
festés, au moins pendant trois mois; après quoi ils cessaient aussi
brusquement qu'ils s'étaient montrés.

Pendant le trimestre de sa durée, cette affection était intermittente sans que ses accès revinssent à des heures fixes et régulières ;
cependant c'était toujours la même nature de souffrances. Ces
douleurs avait lieu tantôt à la région épigastrique, prenant l'appendice xiphoïde pour point de départ et les cartilages costaux pour
limites, tantôt à la région ombilicale ou à l'épigastre, d'autres fois
c'était de l'un ou de l'autre hypochondre que partaient des déchirements insupportables. Enfin il arrivait que c'étaient les régions
latérales et supérieures de la poitrine qui déterminaient les plaintes,
quelquefois plusieurs de ces points à la fois, le plus souvent l'un
après l'autre.

Ces douleurs dans leur état de simplicité ressemblaient assez
bien à un sentiment de pesanteur; pour le ventre, à celui que détermine le besoin de la défécation; pour la poitrine, à celui que
procure un épanchement dans la plèvre. S'en tenant là elles avaient
été faciles à supporter, mais elles ne tardèrent pas à revêtir la
forme la plus aiguë. C'étaient des élancements extrêmement douloureux, des coups de dard qui semblaient traverser les cavités de
dedans en dehors, et quand ils partaient de plusieurs points à la
fois [ma main s'y portait machinalement comme si je venais de
recevoir un coup de stylet; d'autres fois les douleurs passaient
d'un côté à l'autre avec la promptitude de l'éclair et me frappaient
à la manière d'une machine électrique.

Durant cette longue période j'ai vu revenir mes douleurs dans
toutes les saisons. Ainsi aucune conséquence à tirer du chaud, du
froid, du sec ou de l'humidité. Ma profession n'est guère compa-
tible avec la régularité des repas, cependant j'ai essayé de manger
à des heures régulières et ma maladie n'a point été améliorée. J'ai
trouvé que les aliments maigres ou gras, l'usage du vin rouge ou
blanc n'apportaient aucune différence à mon affection. Ces douleurs qui semblaient quelquefois si profondes et qu'en d'autres temps
on eût cru saisir à la main dans l'épaisseur des muscles n'appor-

taient à ma santé générale d'autre changement que les **caractères** qui leur étaient propres ; car l'appétit était bon. Il n'y avait point de fièvre. Les digestions étaient parfaites et toutes les autres fonctions s'exécutaient bien. Seulement le moral se trouvait péniblement affecté de tous ces tourments physiques qui ne me laissaient pas toujours la liberté d'action dans l'exaspération des douleurs.

Pendant le trimestre redoutable les douleurs faisaient souvent trève le jour, mais ne manquaient pas de venir la nuit, ordinairement vers le milieu, entre deux sommeils qu'elles coupaient presque par moitié, pendant les deux heures de leur plus grande intensité. Quelquefois elles se montraient au milieu du jour à des intervalles différents sans renoncer pour cela à leur apparition nocturne. L'exercice du cheval ne me semblait pénible que lorsque la douleur me saisissait en faisant une course. Du reste, le trimestre douloureux est aussi bien venu pendant que mes occupations étaient peu nombreuses que lorsqu'elles ont été multipliées. Tels ont été les deux première périodes de la maladie, car je ne puis m'empêcher maintenant d'y rattacher ce que j'ai éprouvé de 1832 à 1836. C'était l'enfance de l'affection ; ce qui précède en a été le milieu ou la force, de même que ce qui va suivre en est aujourd'hui le point extrême. Je passe donc à la description de cette troisième période qui doit nécessairement être différente des deux autres, non pas que je n'éprouve plus ce que j'éprouvais de 1836 à 1840, mais à cause du plus grand developpement qu'a pris ma maladie. Ainsi sans me répéter je signalerai seulement les modifications qui ont été apportées du 1er janvier 1841 jusqu'à ces jours.

Bien que j'aie eu dans les deux dernières années neuf mois de bons sur douze, comme précédemment j'ai noté cependant que le trimestre de 1842 avait été contre l'habitude divisé en deux parties égales, séparées l'une de l'autre par un intervalle de santé, car j'ai commencé à souffrir le 15 août jusqu'à la fin de septembre et mes douleurs ont repris le 15 novembre pour finir le 15 décembre. Pendant les quatre-vingt-dix jours que j'ai souffert en 1842 j'ai remarqué que les journées et les nuits se ressemblaient, que les unes et les autres n'étaient soulagées que par de rares intermittences, mais déjà comme en 1848 j'avais à compter de nouvelles régions envahies, ainsi les clavicules ont été l'une après l'autre le siège de douleurs cuisantes comme celles qui résulteraient d'une affection rhumatismale ou d'une application de sinapismes. Les doigts ont été pris des élancements du panaris. Les mouvements de l'articulation scapulo-humérale ont été parfois accompagnés de douleurs qui auraient pu faire croire à une luxation. Le crâne et les régions temporales semblaient dans certains moments traversés par des instruments piquants ou frappés par des corps contondants. Enfin une seule fois au milieu de la nuit j'ai été pris subitement d'une douleur au pénis telle que je me suis arraché violemment de mon lit pour faire les cent pas de ma chambre, et que, pendant une demi-heure, j'ai cruellement souffert du picotement au gland dont se plaignent plusieurs calculeux. Telles sont les différences qui ont séparé ces dernières années des précédentes et elles sont les seules.

Au 1er janvier 1843 je me croyais débarrassé de ma maladie au moins pour un semestre, mais il n'en a pas été ainsi. C'est encore là un point essentiel à noter dans l'histoire de cette singulière affection. Depuis le commencement de l'année il n'y a eu ni intermittence complète comme je m'y attendais, ni accès périodiques et journaliers. Mes douleurs ont été erratiques, je veux dire sans ces retours de chaque jour et de chaque nuit; j'éprouvais de temps en temps de vives souffrances, tantôt à la clavicule et aux poignets, tantôt à la tête et au ventre; mais elles duraient si peu de temps et mettaient si peu de suite dans leur apparition que je m'en serais à peine tourmenté si je n'eusse vu dans cette nouvelle disposition de ma maladie la résolution prise de ne plus m'abandonner.Le 4 avril notamment j'ai passé une journée comme jamais.

Les souffrances ne m'ont pas accordé cinq minutes de repos, et je ne connais aucun point de mon corps qui n'ait été pendant 24 heures torturé à son tour par ce vilain génie. La douleur a passé successivement des tempes aux arcades sourcilières ; des cuisses aux talons et aux oreilles; de la paume des mains aux régions inguinales et aux côtes ; des fesses à l'occiput et aux genoux ; des doigts aux dents, aux clavicules et au cou ; simulant, suivant le siège, la courbature ou les fatigues d'une marche forcée quand on n'a pas l'habitude de voyager à pied. L'engourdissement qui précède ou accompagne la paralysie, la constriction que fait éprouver un bandage très serré, la goutte, la sciatique, le rhumatisme, le torticolis, le déplacement des fragments dans la fracture des membres, les brûlures, etc. Indépendamment des élancements affreux qui se faisaient sentir dans toutes ces parties et que les filets nerveux transmettaient d'un point à l'autre avec la promptitude de l'éclair.

En même temps, j'ai eu l'estomac barbouillé toute la journée comme si j'avais dû vomir, et le lendemain des selles biliaires en grand nombre ont marqué la fin de cet incident. Depuis, je me trouve comme les jours précédents sous l'influence de douleurs irrégulières avec lesquelles je traiterais, si elles m'assuraient contre le retour du trimestre redoutable. Saint Laurent sur son gril était-il plus à plaindre que votre pauvre confrère ?

Maintenant, voici en résumé les moyens que j'ai employés de 1836 à 1840, mais inutilement, pour combattre cette affection : gilet de flanelle, frictions sèches, frictions avec linimens camphrés et laudanisés, avec éther sulfurique, massage, etc., etc. J'ai pris à l'extérieur, soit pendant les douleurs, soit pendant les intermittences, du laudanum, de l'opium, sirop d'acétate de morphine ; application de sels de morphine par la méthode endermique ; lavements asa fœtida ; bains généraux gélatineux ; cyanure de potassium, sous-nitrate de bismuth, éther, thridace, pilules calmantes, sulfate de quinine, emplâtre de ciguë, de poix ou d'opium promenés d'un point à l'autre. Depuis deux ans je ne fais aucun traitement.

M. le professeur Trousseau, à qui cette observation était envoyée par le malade à la date du 17 avril 1843, soupçonnait qu'il pouvait se former dans la bile de ces dépôts qui finissent par constituer des calculs. En conséquence il conseilla au confrère de G... de faire des recherches dans ses garde-robes. Ces recherches amenèrent en effet la découverte de concrétions qu'il s'empressa d'envoyer à M. Trousseau. Je les ai examinées avec ce dernier ; comme elles brûlaient avec flamme à la lumière d'une bougie, nous les avons supposées être de cholestérine. D'après ce renseignement, M. Trousseau conseilla le régime végétal, les boissons alcalines, et l'exercice à pied.

Il me communiqua plus tard une lettre de notre malheureux confrère, datée du 31 octobre 1844. J'en extrais les détails suivants :

Je n'ai jamais autant souffert que depuis six semaines. Les douleurs ont abandonné les membres et elles siègent constamment à la région épigastrique et dans l'hypochondre droit.Mon courage est à bout pour les supporter, et je me surprends, malgré moi, à pousser des cris comme un enfant. Je souffre tous les jours à peu près la moitié du temps,mais c'est principalement la nuit que ces coliques hépatiques sont intolérables. Mon urine n'est pas plus ictérique que par le passé et je n'ai point encore éprouvé de vomissements, mais je ressens depuis quelques jours des spasmes et des éructations ; j'ai la bouche amère. Je suis aussi plus constipé que d'habitude et je rencontre dans mes selles des concrétions bilia res qui brûlent à la flamme d'une bougie. Mes selles sont plus brunes que d'ordinaire. Je me suis remis à l'usage du bicarbonate de soude et au maigre absolu sans avoir pu diminuer mes douleurs. Alors je voulus prendre des pilules calmantes de Bretonneau (chlorhydrate de morphine et extrait gommeux d'opium, 1 centigramme de chaque) mais je n'en ai éprouvé aucun soulagement, et bien plus, ma constipatiou en a été augmentée au point que je les ai laissées de suite.

M. le professeur Trousseau désirant savoir mon avis, je conseillai la continuation d'abondantes boissons alcalines, la persistance dans le régime végétal en y ajoutant les viandes blanches et encore beaucoup d'exercice à pied. Mais l'élément nerveux me paraissant planer sur tout l'être de notre confrère, j'émis l'idée et l'espoir qu'un voyage en Italie pendant l'hiver et dès le printemps suivant que l'usage des eaux d'Ems qui sont alcalines et calmantes pourraient amener une guérison radicale.

Nous avons reproduit in extenso la précédente observation, parce qu'elle montre la variabilité des phénomènes auxquels donne lieu la présence des calculs dans le canal biliaire et la vésicule, ainsi que la difficulté de faire un bon diagnostic et un sage traitement sans être prévenu des différentes modalités de la colique hépatique.

INDEX BIBLIOGRAPHIQUE

Fauconneau-Dufresne. — Traité des affections du foie et du pancréas, 1851.

Sénac. — Du traitement des coliques hépatiques, précédé des remarques sur les causes, les symptômes et la nature de cette affection, 1870.

Villemin. — Des coliques hépatiques et de leur traitement par les eaux de Vichy, 1874.

Magnin. — De quelques accidents de la lithiase biliaire, 1869.

Pesch. — De quelques-uns des accidents dus à la présence de calculs dans les canalicules biliaires, 1879.

Frerichs. — Maladies du foie, 1877.

Murchison. — Leçons cliniques sur les maladies du foie, 1878.

Charcot. — Leçons sur les maladies du foie, 1877.

Barth et Besnier. — Article Voies biliaires, in Diction. encyclopédique des sciences médicales (Dechambre).

Rendu. — Article foie, pathologie in Dictionnaire encyclopédique des sciences médicales (Dechambre).

Luton. — Voies biliaires, in Dictionnaire de médecine et chirurgie pratiques (Jaccoud).

Monneret. — Pathologie interne, 1864.

Niemeyer. — Pathologie interne, 1877.

Grisole. — Pathologie interne, 1875.

Jaccoud. — Pathologie interne, 1877.

Bouchut. — Pathologie générale.

Hardy. — Pathologie générale, 1877.

Trousseau. — Leçons cliniques de l'Hôtel-Dieu de Paris, 1877.

Vulpian. — Clinique médicale de la Charité, 1879.

Raymond. — Des dyspepsies. Thèse de concours.

Damaschino. — Maladies des voies digestives, 1880.

Beaurieux. — Des pseudo-gastralgies, 1879.

Mossé. — Accidents de la lithiase biliaire. Thèse de concours, 1880.

Straus. — Ictère chronique. Thèse de concours, 1879.

Fabre. — Des relations pathogéniques des centres nerveux, 1880.

Béclard. — Traité élémentaire de physiologie, 1880.

Kuss et Duval. — Leçons de physiologie 1876.

Cl. Bernard. — Leçons sur les propriétés physiologiques des liquides et les altérations pathologiques de l'organisme. Archives générales, 1859.

— Pathologie expérimentale.

Méhu. — Traité de chimie médicale apliquée aux recherches cliniques, 1878.

Bulletin de l'Académie de médecine.

Mémoires de la Société de biologie.

Gazette médicale.

Progrès médical.

Paris médical.

Paris. — A. Parent, imp. de la Faculté de Médecine, r. M. le Prince, 29-31.

EN VENTE A LA MÊME LIBRAIRIE

Cours professés à la Faculté de médecine de Paris

Par MM.

ROBIN. Cours d'histologie. 1 vol. grand in-8, broché.   10 fr.
VULPIAN. Cours de physiologie. 1 vol. grand in-8, broché.   6 fr.
FOURNIER. Leçons sur la syphilis tertiaire. 1 vol. grand in-8, broché.   5 fr.
CORNIL. Leçons sur les lésions anatomiques du foie. Brochée.   2 fr.
DUBREUIL. Leçons sur l'orthopédie.   2 fr.
DOLBEAU.   2 fr.
RICHET. Leçons cliniques.   2 fr.
LANCEREAUX. Leçons sur la syphilis.   2 fr.
CADIAT, professeur agrégé. Cours d'histologie avec nombreuses figures inter-
  calées dans le texte. Cours d'hiver 1878. 1 vol. de 320 pages in-4.   10 fr.
GEOFFROY. L'Anatomie et la Physiologie d'Aristote, exposées d'après les trai-
  tés qui nous restent de ce philosophe. In-8.   2 fr. 10
FARABEUF. Cours d'histologie fait à la Faculté en 1876-77. In-8, épuisé. —
  Quelques exemplaires. Net.   10 fr.
FORT, professeur libre. Cours sur les centres nerveux avec nombreuses figures
  intercalées dans le texte. 1 vol. de 150 pages in-4.   6 fr.
NOUVEL INDICATEUR MÉDICAL à l'usage des médecins et étudiants
  français et étrangers, contenant les heures des cours et cliniques se prati-
  quant à la Faculté, dans les hôpitaux de Paris. 1 vol. in-18, contenant
  250 pages, 1878.   1 fr. 50
LIGNAC (H). Monocotylédones et acotylédones; caractères des principales fa-
  milles et plantes étudiées en médecine (3e doctorat); leurs usages thérapeutiques. 1 vol. in-12.   1 fr. 50

AVIS A MM. LES MÉDECINS ET ÉTUDIANTS

Un atelier de reliure étant spécialement attaché à la Maison, je puis livrer en
dix jours autant de volumes que l'on voudra bien me confier.

Prix pour les in-12, dos chagrin, plat, papier de 1 fr. à **1 fr. 25**.
Prix pour les in-8.   —   —   **1 fr. 75 à 2 fr.**

Commission pour les Instruments de Chirurgie des meilleures maisons de
Paris, avec escompte de 10 à 15 p. 0/0.

Achat et Échange de Livres neufs et d'occasion.

*Abonnement et Vente au numéro de tous les journaux de médecine
de France et de l'Étranger.*

COMMISSION. — EXPORTATION.

REMISE IMPORTANTE SUR TOUS LES PRIX DU CATALOGUE.

Paris. A. PARENT, imprimeur de la Faculté de Médecine, rue M.-le-Prince. 31.

www.ingramcontent.com/pod-product-compliance
Ingram Content Group UK Ltd.
Pitfield, Milton Keynes, MK11 3LW, UK
UKHW020940140726
13695UKWH00003B/1123